目　次

第 1 章　はじめに …………………………………………5
第 2 章　トラウマとは何か ………………………………13
第 3 章　現在の生活に突然侵入してくる諸症状…………29
第 4 章　10：90反応 ………………………………………51
第 5 章　身体的な影響──適応の失敗 …………………61
第 6 章　自己認識 …………………………………………81
第 7 章　う　つ ……………………………………………95
第 8 章　一時しのぎの対処法 ……………………………107
第 9 章　再　演 ……………………………………………123
第10章　共感疲労 …………………………………………141
第11章　トラウマの治療 …………………………………157
第12章　おわりに …………………………………………175

用語解説　　180
参考文献　　186
ブックガイド　　188
訳者あとがき　　190

装丁　濱崎実幸

トラウマを乗り越えるためのガイド
マインドフルネスとメンタライゼーションの実践

RESTORING HOPE AND TRUST:
An Illustrated Guide to Mastering Trauma
by Lisa Lewis, Kay Kelly, Jon G. Allen
Copyright © 2004 Sidran Institute Press
Japanese translation rights arranged with
The Sidran Traumatic Stress Institute, Maryland
through Tuttle-Mori Agency, Inc., Tokyo
本書の日本語版翻訳権は、株式会社創元社がこれを保有する。
本書の一部あるいは全部についていかなる形においても出版社
の許可なくこれを使用・転載することを禁止する。

Restoring Hope and Trust

第 1 章

はじめに

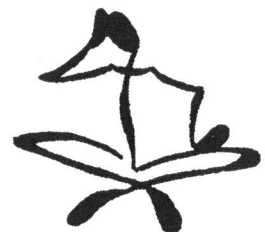

第1章　はじめに

この本が生まれた理由

　私たちは、何年もの間、メニンガー・クリニックの数多くのクライエントとその家族たちに、トラウマについての心理教育グループ・プログラムを行ってきました。このプログラムを始めた当初、それは数カ月にわたって行われるものでした。そしてそこで扱う内容は『トラウマへの対処——トラウマを受けた人の自己理解のための手引き』という本からとられていました。その後、私たちは、もっと短期間のプログラムが必要だと思うようになり、トラウマの衝撃を理解し、トラウマを乗り越えることを学んでいく際に、もっとも重要だと思われる内容を凝縮した10回のセッションで行われる短期プログラムを開発しました。今でも私たちは数カ月にわたるトラウマ心理教育グループ・プログラムを実施しているのですが、新たに開発したこの短期プログラムも、トラウマに苦しんでいる人たちにとって役に立つということがわかってきました。

　この短期プログラムに参加した人たちから、グループの中で話し合った内容を書いたものが手に入れられないかと、よく私たちは尋ねられました。私たちがグループで配った資料や要約や書籍リストは、参加者の興味や要望に必ずしも十分にこたえるものではなかったようです。参加者たちが求めていたのは、グループで話し合っている最中に、その内容を理解しやすいよう私たちがホワイトボードに描いたイラストなど、プログラムの中で扱われている内容そのままのものだったのです。そして、本書は、そのような要望にこたえるために書かれた短期のトラウマ・グループ・プログラムのためのテキストです。本書は、私たちが心理教育グループでの長年の対話を通じて、クライエントから、そしてクライエントとともに直接学んできたことを伝えようとするものです。

　グループの参加者たちにとって、図やイラストは非常になじみやすくわかりやすいようでした。そこで私たちは、イラストレーターのスーザン・コーベットさんの助けを借りて、クライエントが役に立つと感じたイラストを描き直し、より洗練されたものにしました（トラウマの心理教育グループを実施したいと思っているセラピストの方が、本書のイラストをコピーして個人的に活用すること

を私たちは制限しません。ですが、そのときは、出典の表示を適切にしてくださるようお願いします）。

　私たちの初めのもくろみでは、本書は主にトラウマのサバイバー（生存者）に向けて書かれるはずでした。しかし、最終的には、次のような3種類の読者を対象としています。それは、①現在の生活に影響を及ぼすような過去のトラウマを抱え、これを乗り越えようと苦しんでいる人たち、②そのようなトラウマに苦しむ人たちの身近にいて、どのようにしたら彼らの役に立てるのか、よい考えを求めている人たち、そして③自分の地域でトラウマの心理教育グループを実施したいと思っている専門家です。

この本のテーマ

　私たちが本書で示しているテーマは、単純です。それは、過去のトラウマは過去だけにとどまらず、現在にもあふれ出して悪い影響を与えていることが多いということです。この悪影響は、侵入的なトラウマの再体験という形をとって現れ、それは、神経生理学的変化や、現在の自己認識や世界観への悪影響、そして抑うつという気分変化を必然的に伴うのです。このような過去のトラウマの悪影響のせいで、人はたとえばアルコールや違法薬物やリストカットなど、一時しのぎのさまざまな対処法に手を伸ばし、このような方法に頼るようになります。しかし、こうした方法の効果は一時的なものにしかすぎません。こうした方法は、緊張や苦痛を一時的にはやわらげるのですが、長い目で見ると得られる利益は限られていきます。このような一時しのぎの対処法は、多くの場合、慢性的な薬物乱用や継続的な自傷行為などに発展し、悪影響をもたらすことになるのです。さらに、トラウマの影響が人間関係に波及する場合には、過去のトラウマでの出来事が現在の人間関係において再現され実演されたり、さらには家族など周囲の人たちの共感疲労を招いたりすることもあります。過去の外傷体験が、現在の生活で今なお問題を引き起こしているような人にとって、本書はトラウマを克服し、心身の健康を得るためのガイドとして利用できます。本書は1人で読み進めることもできますし、あるいは治療過程に組み込んで併読していくこともできます。そ

れは、トラウマが現在の生活に及ぼしている悪影響の範囲と程度次第です。もしあなたが、本書が提供している内容よりも、もっと助けが必要だと感じたならば、ためらうことなく治療を受けてください。

　読者のみなさんは、外傷体験を思い出すことがPTSD（心的外傷後ストレス障害）症状を誘発する引き金となることを前もって注意しておくべきでしょう。本書は、他のトラウマについての本と同じように、必然的に、外傷体験の記憶を喚起することになるはずです。私たちは、このことを確信を持って言えます。なぜなら私たちの心理教育グループ・プログラムに参加した人たちが、彼らが見聞きしたり直接かかわったりした外傷体験を、プログラムの内容によって思い出したと教えてくれたからです。したがって、その他のトラウマ治療とまったく同じように、トラウマについて読んでいくことは、たとえそれが回復に役立てるための読書であったとしても、ストレスとなる可能性があります。私たちが本書で強調したいのは、外傷的な記憶を何らかの形で扱うこと（外傷的出来事について考え、感じ、話すこと）は、これによって喚起される情緒的苦痛をある程度味わうことにならざるを得ないということです。こうしたことに直面するうちに、専門家の助けを借りるのがよいと思うかもしれません。セラピーを始めるということは、踏み出すのが恐ろしい第一歩であるということは理解できます。しかし、セラピーをすることが、あなたの回復過程にとって必要不可欠な過程である場合もあるのです。

この本の使い方

　本書を読むときには、一度に1章分だけ読んでいくことが理想的です。治療について書いてある第11章を先に読みたいと思う気持ちがあるかもしれませんが、本書は最初の章から順に読むように書かれています。各章は簡潔に書かれていますが、その内容をきっかけにして、じっくりと考えていくことが望まれます。本書を読むときは、自分の生活やセラピーと同じように、自分のペースで読み進めてください。ゆっくり着実に内容を消化していけば、本書から得られる効果に大きな違いが出てくるでしょう。急いで読み進めていくことは、その気持ちは理解できないわけではありませんが、望ましくあ

りません。精神科医でありトラウマ・セラピストでもあるリチャード・クラフトは、次のような格言を述べています。「ゆっくり着実に進むほど早く回復する」。私たちもこの言葉に賛成です。また、もし本書を読んでいるときに、章の途中で読むのをいったん止めた場合、再開する際は、次に説明するマインドフル・エクササイズをもう一度行うことをおすすめします。

マインドフル・エクササイズ

　私たちはトラウマ心理教育グループを行っていくうちに、セッションの最初で瞑想やマインドフル・エクササイズ（Linehan, 1993）をすると、参加者たちは、残り時間に対して、よりしっかりかかわることができ有意義であるということに気づきました。瞑想やマインドフル・エクササイズは、私たちにおだやかさをもたらし、地に足をつけた状態にし、今この瞬間に十分に存在できるようにします。このような準備は大切なことです。現在の瞬間にしっかりと存在し、おだやかでいられるほど、外傷体験をよみがえらせる引き金となる記憶について、圧倒されずにじっくりと考えられるようになるからです。もし、各章の最初にあるマインドフル・エクササイズのかわりに瞑想をするほうがいいならば、瞑想を行ってもまったくかまいません。たとえば、私たちが非常に役立つと感じている瞑想の本は、メロディ・ビーティの『解き放つ言葉』で、ヘイゼルデン・メディテーション・シリーズのうちの1冊で比較的手に入れやすいものです。また、もし他に気に入っている瞑想の本があるならば、それでもかまいません。

自習用の問い

　私たちの観察によれば、グループでのセッションだけでなく、ホームワークを併行して少しずつ行うと学習が進みやすく、学習されたことも定着しやすいようでした。これはさまざまな研究結果とも一致しています。そのため、各章の最後に、考えを促すための問いを設けることにしました。この問いは、焦点づけられた日誌の形式になっていますが、それは、このような形式が役に立つということが研究によって示されているからです。この自習用の問いに回答していけば、各章で学んだことをより自分に関連づけて理解できるよ

うになるでしょう。

　では、準備となるまえがきを読み終えたところで、トラウマの影響を乗り越えていくための学習を始めることにしましょう。

Restoring Hope and Trust

第2章

トラウマとは何か

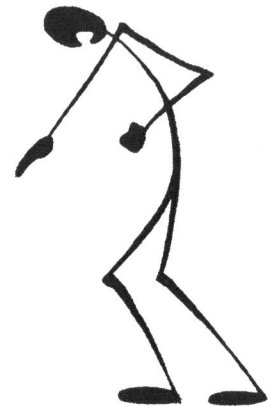

マインドフル・エクササイズ

　両足を床につけて、リラックスした姿勢でイスに腰かけてください。あなたにとって目を閉じていたほうが快適であるならそうしてもかまいませんが、そうでないならば、目を開けたままでいてください。そして、視線はどこにも焦点を当てないままにしてください。自分の息に意識を向けてください。息にあなたのこころがあるかのようにです。あなたの息が肺の奥深くに入っていき、その息が肺、そして身体から出ていく流れを追ってみてください。息を吸いながら、ゆっくり数を数えてください。息を吐きながら「安らぎ」という言葉を頭に思い浮かべてください。そして、これを3、4回行ってください。もし気が散り始めたら、おだやかに息に意識を向け直すということだけをこころがけてください。

トラウマの定義

　日常生活の中で私たちは、「トラウマ」という言葉を、精神的な衝撃となる生活上の出来事を説明するのに使っています。たとえばこころの底から愛している恋人との関係が破局し、その破局が心痛を引き起こしている場合、私たちはこう言うかもしれません。「これはトラウマだ！」と。しかし、本書では、トラウマをより限定してとらえています。私たちは、トラウマを、極度のストレスを体験することによって受ける長期的な悪影響と考えています。このような体験の中心には、多くの場合、極端な恐怖感や圧倒された感じ、そして極度の孤立感があります。この悪影響が持続している人がいた場合、私たちはその人のことを「トラウマを負っている」と言うでしょう。トラウマを負った場合の典型的な例は、心的外傷後ストレス障害（PTSD）を発症している場合です。

　精神医学的診断に関して言えば、私たちはアメリカ精神医学会によって発行されている『精神疾患の診断・統計マニュアル第Ⅳ版（DSM-Ⅳ）』（以下、DSM（ディーエスエム）と略します）に記載されている診断基準に従うことにします。この診断マニュアルには、心的外傷後ストレス障害（PTSD）を含め、あらゆる精神医学的診断分類の基準が載っています。脅威的な出来事に遭遇して生じる精神医学的状態は、PTSDだけに限られるわけではありませんが、多くの点で、PTSDがトラウマに関連して生じる状態の典型的なものです。PTSDという名称は、1980年に発行されたDSMの第3版（DSM-Ⅲ）で初めて採用され、登場しました。1980年というのはベトナム戦争が終結した数年後のことで、そのとき、精神保健の従事者は、トラウマを負った大量の兵士を見ていました。1980年以前では、こうした状態は「砲弾神経症（シェル・ショック）」や「戦闘疲労症」「戦争神経症」などさまざまに呼ばれていたのですが、1980年に、これらの状態を記述する用語としてPTSDという正式な診断名ができたので、それ以来、アメリカ精神医学会によるこの明確なトラウマの定義や説明が認識されるようになりました。

　DSMに載っている大多数の診断に当てはまることですが、DSMによるトラウマの定義にも、客観的側面と主観的側面の両方が含まれています。トラ

ウマの客観的側面とは、外部や他者から観察でき測定可能な側面です。すなわち、ある出来事が外側からどのように見えるかということです。主観的側面には、個人の内面的な体験が含まれます。すなわち、その出来事がそれに遭遇した人の内面でどのように感じられているのかということです。さらにまた、DSMに載っているその他のたいていの診断と同じように、出来事や症状についての数種類のカテゴリーからなる客観的および主観的な項目によって、PTSDの状態は定義されます。PTSDの状態の基準を満たすには、ある個人がカテゴリーごとに決まっている特定の数の症状を持っている必要があります。PTSDの場合、カテゴリーAで外傷的な出来事への遭遇ということが説明されていて、そこには客観的側面と主観的側面の両面が含まれています。外傷的な出来事とは、「実際に、または危うく死ぬ、または重症を負うような、あるいは自分または他人の身体の保全に迫る危険」を伴った出来事（客観的側面）で、なおかつ「強い恐怖、無力感、または戦慄」を伴った出来事（主観的側面）を体験する、または目撃することです。

　みなさんも感じていると思いますが、外傷的な出来事の客観的側面についてのDSMの定義は、かなり狭い定義になっています。生活にはその他の数多くの有害な出来事が存在しています。たとえば、言葉による虐待や冷酷な態度や情緒的な無視などは、身体的な安全をおびやかすわけではありませんが、こうした体験を受けた場合でも、PTSDの諸症状につながることがあるかもしれません。

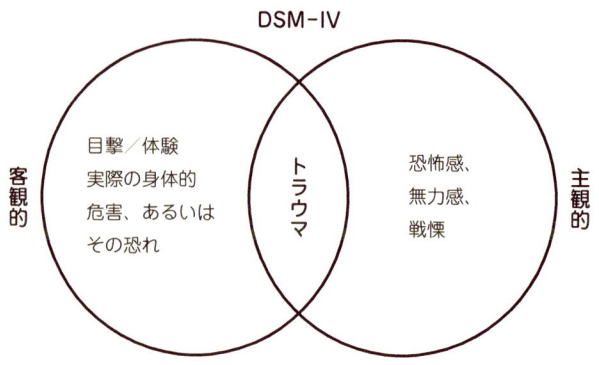

残念なことに、生活の中には、外傷的な出来事についての狭い定義ですら当てはまる出来事が数多く存在しています。次にそのような出来事の一部を挙げてみましょう。

- 身体的虐待や暴力の体験、あるいは目撃
- 性的虐待の体験、あるいは目撃
- レイプ
- 脅迫
- 誘拐
- 交通事故、航空機事故、鉄道事故
- 自然災害
- 火災
- テロ攻撃
- 戦争
- 深刻な養育放棄

これらのことはすべて、外傷的な出来事の客観的基準を満たします。すなわち、それらは、実際に、または危うく死ぬ、または重症を負う、あるいは他者がそのような目に遭うのを目撃するということだからです。もしこのような出来事に対する感情的反応に無力感や恐怖や戦慄が伴っているならば、主観的基準も存在していることになり、したがってその出来事は外傷的出来事であると定義できるでしょう。

外傷的な出来事に遭遇した人がすべて精神医学的な諸症状を発症するわけではありません。たとえば、あなたは暴力的犯罪を目の当たりにして戦慄を覚えることがあるものの、その出来事についての悪夢を見たり、その後怖くて外出ができなくなったりするという点では、トラウマを負わないですむということがあります。また、対照的に極端な例を挙げると、実際には存在していない脅威をあなたが感じ取ったとします（たとえば強盗が銃を持っていると言い、あなたに金を出せと言ったが、実際にはその強盗は銃を持っておらず、あなたを傷つけるつもりは決してなかったことが後でわかるというような場合です）。しかし、も

17

しあなたがそのときに生命と身体の保全がおびやかされ、危うい状況にいると感じたならば、それもまたトラウマとなっても当然なのです。

　外傷的な出来事に遭遇し、永続的な悪影響をこうむっている人々にとって、PTSDを発症することはその結果の1つです。PTSDでは、その出来事が過去となった後も、長くそのトラウマがこころの中で再体験され続けることになります。

　DSMは、外傷的出来事の体験から生じるPTSDの症状を3種類に分けて説明しています。

①外傷的出来事をフラッシュバックや悪夢といった形で再体験する（本書第3章を参照）。
②外傷的出来事を思い起こさせる状況や場面を回避したり、あるいは無感覚・麻痺状態になったりする。
③覚醒水準が亢進状態となり、持続的に不安で過敏な状態となる。

　この種の症状が大きな苦痛を生じ、日々の生活機能を損なうほど深刻なものであり、なおかつこれらの症状が少なくとも1カ月以上続く場合には、PTSDという診断が妥当と認められるでしょう。

外傷的出来事への反応

　これまで述べてきたように、外傷的な出来事に遭遇した人の全員がPTSD症状を発症するわけではありません。少し考えてみましょう。成人人口のうちのいったい何パーセントの人に、DSMの定義による1つまたは複数の外傷的出来事に遭遇した経験があるでしょうか。おそらく約80％です！　そして、どの研究を参照するのかにもよりますが、外傷的出来事に遭遇した人のうちでPTSDを発症するのは、約6〜12％にすぎません。その残りの人たちの中にはPTSDは発症しないものの、かわりにうつの兆候を示す人がいるかもしれません。また、アルコールといった薬物などに耽溺することによって対処する人もいることでしょう。また、精神医学的症状をまったく示

さない人もいるかもしれません。これはいったいなぜでしょうか。なぜ外傷的出来事への反応にはこれほど個人差があるのでしょうか。

下の図は、極度のストレスに遭遇した後で、何らかの精神的症状を発症することにつながる誘因を示したものです。これらの影響要因を順に取り上げ、さらに説明をしていくことにします。

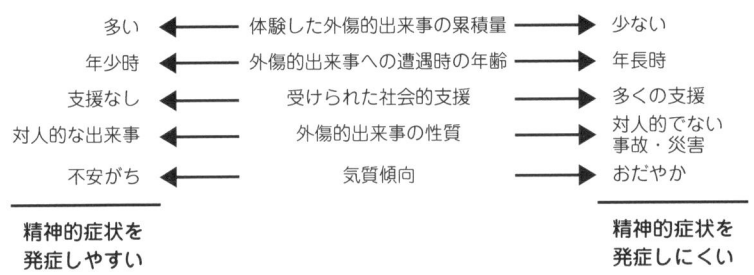

体験したトラウマの累積量

トラウマの「量」というのは、2つの点からとらえることができます。

①ある特定の外傷的出来事の深刻さの程度
②遭遇した外傷的出来事の回数

あなたが遭遇した外傷的出来事がより深刻なものであるほど、精神医学的症状を発症しやすくなります。そして、あなたがこれまで遭遇した外傷的出来事の数がより多いほど（あなたが負ったトラウマの累積的な量がより多いほど）、精神医学的障害が生じやすくなるのです。このことをアルコールに置き換えて考えてみましょう。アルコールを摂取すればするほど酩酊しやすくなりますが、トラウマもこれと同じことが言えるのです。ある事例でこのことを説明してみることにします。

　　50代の女性のジェニーは自分の自動車を運転し、田舎の道路を進んでいました。そして、踏切で停車し、列車が通り過ぎるのを待っていま

した。遮断機は下り、警報ライトは点滅していました。ジェニーがバックミラーを見ると、1台のトラックが道路を下って近づいてくるのが見えました。トラックはスピードをゆるめる気配がなく、ジェニーは次第に不安になり始めました。そしてトラックの運転手は突然ブレーキをかけたのですが、ぶつかる前に止まることができず、ジェニーの自動車の後ろのバンパーにぶつかってしまいました。ジェニーは前のめりにはなったのですが、シートベルトをしていましたし、自動車は遮断機まで押し出されずにすみました。ジェニーは、トラックの運転手と保険会社の連絡先などを交換して、また自分の仕事に戻りました。そしてこの数日後、ジェニーはいくつもの症状に悩まされるようになりました。頭痛、イライラ感、睡眠障害、集中力と記憶力の低下などです。ジェニーはかかりつけの医師のところに行き、診察を受けました。その医師はこう言いました。「たとえどこにも頭をぶつけていなくても、そして意識を失っていなくても、脳しんとうを起こしている可能性がありますね。脳の断層撮影と神経心理学的検査のために、専門医のところに紹介しましょう」。

　その専門医はジェニーを診察し、神経心理学的検査をした後で、「脳がダメージを受けている兆候は見られません。PTSDでしょう」と伝えました。するとジェニーはこう言いました。「先生、私をからかっているんですか。私はね、いつかんしゃくを爆発させて、私たち家族を殴り始めるかわからないようなアル中の父親のいる家で生まれ育ったんですよ。私が16歳になる頃には、私が父親に反撃できるようになって、そうしたら、母親がそのうち私と父親が互いにひどいけがをすることになるんじゃないかと心配して、私を陸軍に入隊させる書類にサインをして、私は軍に送り込まれたんです。軍で私は看護師の資格を取って、ベトナム戦争には兵役で2度も従軍したんですよ。そして7年前には、私の14歳の息子は自殺を遂げてしまいました。そんな私が、ちょっとバンパーがへこんだぐらいで、PTSDになったと先生は言うんですか？」。
　すると、その専門医は、これまでに体験してきた多くのトラウマのせいで、ちょっとした自動車事故のようなストレス（しかも実際のところ、この事故はきわめて深刻なものになりかねないものでした）でもPTSD症状を発症

させることがあるのだと言いました。

これが、私たちが「トラウマの累積的な量の効果」と言っているものです。より多くの外傷的出来事に出遭うほど、そしてその出来事がより深刻で悲惨なものであるほど、精神的な症状を発症しやすくなるのです。生活の中にはコントロールの及ばないことがたくさんあります。ですから、私たちは、コントロールできるような苦痛な出来事については、なるべく回避することをあなたにすすめたいと思います。暴力的な映画を見ることで動揺してしまうならば、そうした映画は見ないようにしたほうがよいでしょう。また、テレビのニュースを見ると強い苦痛を感じるならば、見ないほうがいいのです。

外傷的出来事に遭遇した年齢
　年齢は、2つの面でトラウマの衝撃に影響を与えます。より年齢が幼い段階で受けたトラウマは、以下のことに強い影響を及ぼします。

- 幼少期の脳の発達
- その後の自己認識

　1点目の幼少期の脳の発達の問題は、通常の脳の発達の仕方と大いに関連があります。脳の大きさは、生後6カ月の間に2倍になり、4歳の終わり頃にはさらにその倍になります。脳の発達は成人初期まで続きます。人間が発達過程において、親やその他の養育者に依存しなければならない期間がきわめて長いのは、このように脳の発達が長い間続いているためなのです。このように脳の発達期間が長いために、子どもは大人とまったく違う考え方をするというのは当然のことでしょう。幼い子どもは、自己中心的な視点を持っています。すなわち、自分を中心にして世界が回っていると思っているのです。たとえばこうです。「ママがパパをぶつのは、ぼくがいけないことをしたせいだ」。また幼い子どもはきわめて具体的に考えます。他者の行動の背後に複雑な理由があることを理解するのが難しいのです。たとえば次のような考え方ができません。「パパは私をぶった。でもそれは私のせいじゃない。

パパは、本当は職場の上司に腹を立てているんだ」あるいは「パパがいま変なのは、うつ病のせいだ、またはアルコール依存症のせいだ」。また、外傷的な出来事にさらされた子どもは、その原因を自分自身に帰属させたり、よりおおざっぱな理由づけをしやすくなります。「パパがぼくをぶつのは、ぼくが悪い子だからだ」というようにです。

トラウマの持つ影響力について、年齢が果たすもう1つの役割は、発達早期のトラウマはその後の発達に影響を与えるということです。第6章でくわしく検討しますが、トラウマはあなたの自己認識の発達や、あなたがどの程度他者を信頼するかということや、他者とのかかわり方や周囲の世界への認識に影響を与えることがあるのです。外傷的な出来事に遭遇し、トラウマを負った場合、それは人生のいつの時期でも痛ましいことではあるのですが、他の条件が同じならば、子どもの頃に受けたトラウマはその後の発達に影響を及ぼすことがあるために、より強い影響力を持つ可能性があるのです。

人による支え

トラウマがどれぐらい深刻で永続的な影響を与えるかということを大きく左右するもう1つの要因は、外傷的な出来事に遭遇してトラウマを負った個人が、その出来事があった後の数時間、あるいは数日の間に受けられた人の支えの手厚さです。私たちが信頼を置いていて好意を持っている人が身近にいてくれれば、私たちは、ひどい傷つきの体験を、安心感や安全感によって置き換えやすくなります。このような理由から、私たちは、外傷的な出来事とは、人がその出来事でひどい恐怖と孤立を感じることであると考えているのです。やさしく話に耳を傾けてくれる人が身近にいれば、私たちは何が起きたのかを理解でき、そうすれば、自分についての感覚や周囲の世界への認識を根底からくつがえしてしまうような結論に到達するのを防げます。私たちをなぐさめ落ち着かせてくれる人が身近にいれば、トラウマによってオーバーヒート状態になっている神経系を鎮静化することが可能となります。支えとなる人の存在をどうとらえるにしても、そしてトラウマが生じた後のいずれの時点であったとしても、親切で同情的な人が身近にいるかいないかが大きな違いを生むのです。

対人的なトラウマと自然災害などによるトラウマ

　たとえば配偶者に殴打されるなどの意図的に引き起こされた対人的なトラウマは、台風の被害を受けるなどの人為的でない偶発的なトラウマに比べ、より大きな衝撃をもたらすということが、ある程度言えます。虐待を実行している人との関係がより近しいものであるほど、そしてその関係性が養育的な性質を持ち愛情を伴っているものであるべきであるほど、トラウマの衝撃はより精神をむしばむものとなる可能性があります。親や兄弟や配偶者や親しい友人からの虐待は、愛情のある関係がどのようなものであるのかということについての私たちの感覚をゆがませることがあるのです。親など、本来ならばあなたに愛情を向けるべき人からトラウマを受けると、自分は愛されるに値しない人間であると感じるようになったり、人を信頼する能力がむしばまれたりすることになります（第9章参照）。

気　質

　私たちが持っている気質も、ストレスとなる出来事に対して私たちがどう反応するのかに影響を与えます。気質というのは、私たちが生まれつき持っている性格的特徴、すなわち私たちの根本的性質のことです。生まれつき活動的な子どももいれば、おとなしく静かな子どももいます。また、もともと

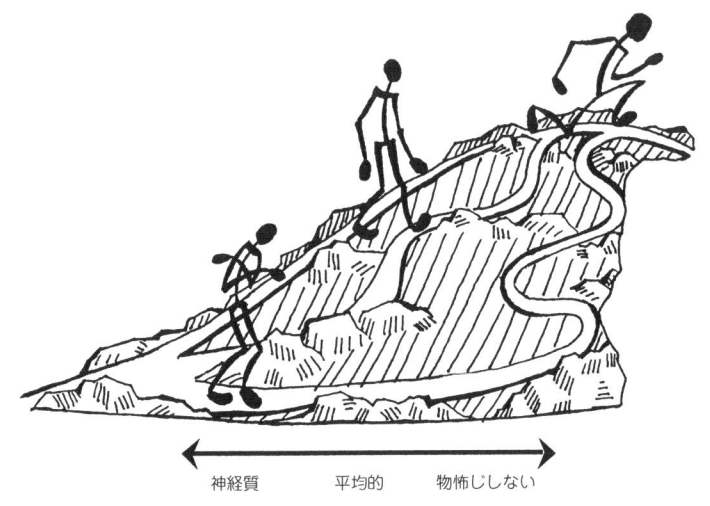

神経質　　　平均的　　　物怖じしない

社交的な子どももいれば、内向的な子どももいます。心理学者のジェローム・ケイガンは、ある気質特性についてくわしく述べていますが、それは「不安誘発傾向」で、新しい状況や見慣れない人や物事などに対して、私たちがどのように反応するかを反映する気質特性です。

　たとえば、初対面の人に会う場合や、まったく新しい状況や物事に直面した場合に、極度に神経質になってしまう子どもがいます。これは、保育所にあずけられるようになったとき、最初の数日の間、泣き叫び続け、親にしがみついて離れようとしないような子どもたちのことです。このような子どもたちは、あずけられ始めのしばらくの間、壁のほうを向いて他の子と交わろうとせず、こわごわと周りで遊ぶ子のことを横目で見続け、ときにはぐずり泣きをするかもしれません。しかし、このような子どもでもいったん新しい環境に慣れてしまえば、普通に他の子とやりとりをするようになります。また、こうした子どもとはまったく対照的な子どももいます。それは、新しい環境でも慣れている環境でも、まったく変わりなく反応するような子どもです。世界は自分の庭だとでもいうようなものです。そのような子どもは、保育所にあずけられた最初の日から、部屋の中に飛び込んでいき、勝手気ままに他の子とかかわりを持ちます。

　ケイガンによれば、神経質で不安になりやすい子どもは、目新しい人や環境に直面した場合、中枢神経系が興奮する閾値が低く、すぐに緊張しやすいということが見出されました（第5章参照）。このような不安誘発傾向の高い

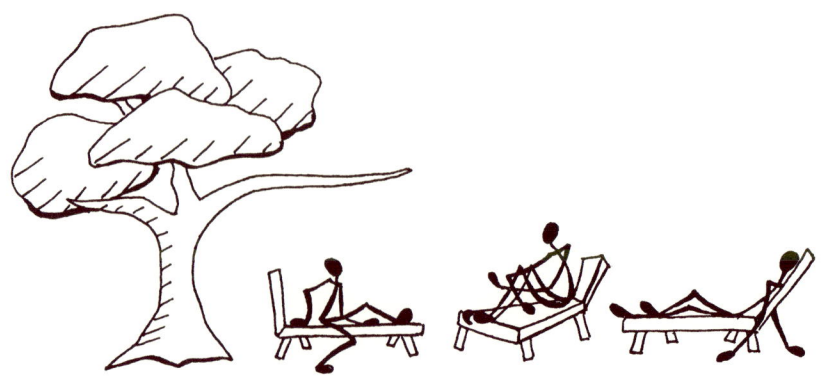

子どもは特に恐怖心が強く、したがってびっくりするような出来事によってトラウマを負いやすいのです。このような子どもは、ストレスに反応することが多く、そしてなおかつ強く反応しがちです。

　前のページとこのページのイラストは、不安誘発性の程度の違いを示しています。不安誘発性という特性は、感情の喚起のされやすさと結びついています。不安誘発性が高いか低いかで、平常時の感情の喚起のされやすさの程度（どれくらい警戒的なのか、どれくらい緊張しやすく、どれくらい感情がわき上がりやすいか）が違ってきます。「世界は自分の庭である」というような不安誘発性特性がかなり低い人（イラストの右側の人）は、平常の感情の喚起水準が低いのです。不安誘発性特性が中間的な人は、もう少し感情が呼び起こされやすく、不安誘発性特性がかなり高い人は、日常的で決まり切った生活上の出来事に対しても、すぐに緊張し、感情がわき上がります。

　平常時の感情の喚起されやすさの程度は、不安誘発性という気質特性が高いか低いかでずいぶん違ってくるため、同じようなストレスとなる出来事や外傷的な出来事に出遭ったとしても、私たちはみな違ったように反応を示します。不安になりやすい気質を持つ人は、不安誘発性の気質が中程度の人や低い人に比べ、たやすく強い恐怖状態になります。強い恐怖反応を伴うことは、DSMによるトラウマの定義の主観的側面に含まれていますので、不安になりやすい気質を持つ人は、よりトラウマを負いやすいと言えます。

　子どもの気質と養育者の気質との間の相性が違いを生むこともあります。

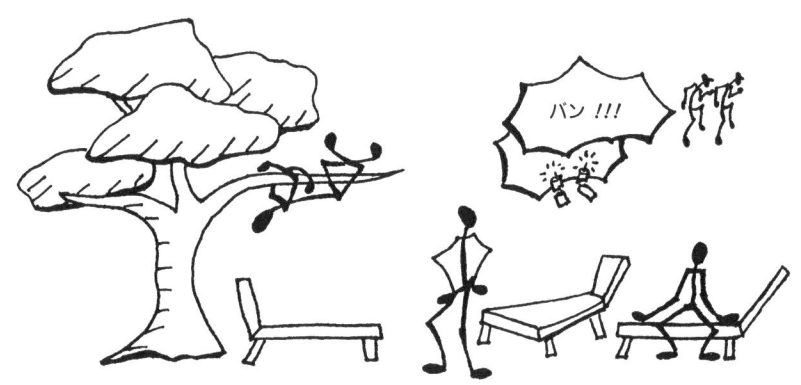

もし子どもが高い不安誘発性の気質を持っていて、そして親は不安誘発性が低い気質を持っている場合、感情に波長を合わせることや共感的な交流は難しくなることでしょう。たとえば、子どもが落ち着きをなくして涙ぐみ、小学校でのピアノの発表会に出ないでいいようにしてほしいと親に嘆願したとします。すると、親は、小学校でのピアノの発表会ぐらいで、これほど感情を取り乱すことが理解できず、「何でこんなことぐらいでこれほど大騒ぎをするの」と言うことがあるかもしれません。このような場合、子どもは自分の感情を恥ずかしく思い、親に怒りを感じるだけでなく、親から対処の方策や、自分を落ち着かせる方法を学習することができないのです。

　これまで見てきたように、外傷的出来事に遭遇した後、精神的な症状を発症させやすくする要因は、いくつもあります。すなわち、トラウマの累積的総量（多いか、少ないか）、トラウマを受けた年齢（年少時か、より成長してからか）、落ち着かせてくれる人の支えの存在（支えがほとんどないか、手厚く支えられたか）、外傷的出来事が対人的なものか、それとも災害か、あるいは意図的か偶発的か、そして気質（不安がちか、動じないか）といったことです。

メンタライズすることの学習

　私たちは、これまで、外傷的出来事に遭遇した後で、何らかの精神症状を発症しやすくなる要因について見てきました。これまで検討してきた、精神症状を発症しやすくする要因に加えて、またさらにもう1つの要因について触れたいと思います。それは、レジリエンスというものです。レジリエンスとは、ストレスや苦難や逆境に効果的に対処する心理的能力を指します。さらにここで、レジリエンスに関連して新しい概念を紹介したいと思います。それは、メンタライズする能力です。

　私たちの共同研究者であるイギリスの心理学者ピーター・フォナギーは、メンタライズすることが、いかに子どもや大人がトラウマに対処するのに役立つかを示しました。メンタライズということは、自分自身や他者のこころの状態、たとえば感情や欲求や願望や考えや態度などに、気づくということです。私たちがメンタライズしているとき、私たちは自分自身の行動や他者

の行動の意図を理解できます。感情的になったこころの状態から距離をとって、自分の現在の体験についてより合理的で、明確な考えを持つことができます。子どもが、自分がひどい扱いを受けていることについて、自分自身のせいだと思っている場合、その子はメンタライズしていません。大人が、自分のつらい気持ちを理解し対処するかわりに、アルコールに手を出す場合には、その大人もメンタライズしていません。本書を読むことで、あなたがメンタライズできるようになること、つまり自分自身の感情体験を理解できるようになることを私たちは望んでいます。もしあなたのメンタライズする能力が強化されたならば、あなたは外傷的出来事について自分を責めることがより少なくなるでしょう。そして、回復力を増進できるでしょう。私たちはこのメンタライズという概念を本書のいたるところで使っていくつもりです。

　英語で crisis という言葉に相当する漢字の熟語は「危機」ですが、この危機という言葉は、「危うさ」を示す「危」という語と、「好機」や「機会」を示す「機」という語の２つから成っています。通常、トラウマというものは恐ろしいものですが、そうであると同時に、メンタライズするのに必要な素材が存在している場合には、それが成長の好機となる可能性もあります。次の例を考えてみましょう。

　　　精神科医ヴィクトール・フランクルは、ナチスの強制収容所に収容されていました。彼は、本にするための原稿を自分のコートの裏地に隠し持っていました。しかし、その原稿は見つかり、破棄されてしまいました。フランクルは、強制収容所を生き延びることができましたが、多くの友人や家族や親類は生き残ることができませんでした。彼は、アメリカ合衆国に移住し、『意味の探究』（訳注：邦題は『夜と霧』）というタイトルの本を再び書き上げました。フランクルは実存精神医学の創始者となりました。フランクルは、人間がもっとも熱心に生きる意味を探究することになる条件の１つは、苦痛に直面しているときであると述べています。

自習用の問い

1. あなたの生活に影響を与えているのは、どのような外傷的出来事でしょうか。感情的に混乱しすぎない範囲で、できるだけたくさん書いてください。

---

2. その外傷的出来事の結果として、精神的症状が発症するリスクを高めている要因には、どのようなものがあるでしょうか。

---

3. 精神的症状を発症させるリスクを軽減している要因には、どのようなものがあるでしょうか。

Restoring Hope and Trust

第3章

現在の生活に突然侵入してくる諸症状

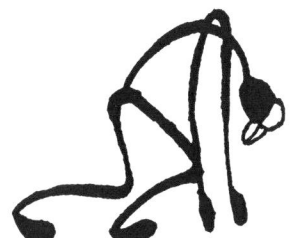

マインドフル・エクササイズ

　両足を床につけて、くつろいでイスに座ってください。すべてのマインドフル・エクササイズに当てはまることですが、雑念が浮かんで気が散り始めたのに気づいたら、いつもただおだやかに呼吸に意識を向け直してください。ゆっくりと、深く腹式呼吸で息を吸い込み、さらにゆっくりと息を吐いてください。息を吐きながら、あなたのこころの中に「思いやり」という言葉が書かれていると想像してください。その「思いやり」という言葉は、あなたが思いやりという単語から連想する色で書かれていると見なしてください。そして再び息を吐きながら、あなたの息が、息とともに思いやりを運んでいると想像してください。そして、さらにその思いやりが、あなたのいる部屋のすべてのものにおだやかに染み込んでいっていると想像してください。それは生命のあるものも、生命のないものも、すべてに対してです。さらに息をするたびに、思いやりの波は広がっていき、あなたのいる建物の中のすべてのものや生物を包み込むようになり、さらに、近隣や地域のすべてのものまで包むようになると想像してください。10回息をするまでには、あなたのいる地域の中の、あなたを含めたすべてのものが、思いやりのベールで包まれることになるでしょう。

外傷的な記憶と外傷的でない記憶

　トラウマの侵入的な再体験というテーマにこれから入っていくことになりますが、その前に、あるちょっとした実験をしてみたいと思います（もちろん外傷を引き起こすような実験では決してありませんので、安心してやってみてください）。しばらくの間、目を閉じて、昨晩、夕食で何を食べたかを思い出してみてください。思い出せたならば、目を開けて本文に戻ってください。

　夕食で何を食べたかを思い出したとき、あなたはまるで再びもう一度夕飯を食べているかのような感じになりましたか？　夕食に何を食べたかを思い出すように私たちが求める前、昨晩の夕食の記憶は思い出そうとしていないのに、あなたのこころの中に突然浮かび上がってきたりはしていないでしょうか？　おそらくこの2つの問いに対するあなたの回答は、どちらも「いいえ」だと思います。外傷的でない記憶は、あなたの記憶の貯蔵庫にしまわれており、あなたがその記憶を思い出そうとするとそこから引き出され、その記憶について考えるのを止めると、元の貯蔵庫に戻ります。しかし、外傷的記憶はまったく違います。外傷的な記憶は私たちがそれを思い出したくないときでも、私たちのこころや私たちの現在の体験に侵入してきます。そして、さらに記憶の貯蔵庫に戻ってほしいときでさえ、戻ろうとはしないのです。

外傷的な記憶はどのように侵入するのか

　外傷的な記憶が侵入してくる方法はどのようなものでしょうか。睡眠中にあなたは、外傷的出来事を再び味わうような悪夢を見るかもしれません。ときにはそれはぎょっとして飛び起きてパニックになったり、時間と場所の感覚が混乱してしまうぐらい生々しいものであったりするかもしれません。また、起きているときでも、あなたは外傷体験の本格的なフラッシュバックを体験するかもしれません。そこでは、現在の持つ現実味がなくなり、過去のトラウマのほうが現実味があるようになります。このことをある例で説明してみましょう。

ルイスは1970年代、退役軍人病院で心理療法を受けていました。1970年代というのは、ベトナム戦争が終結してまだ間もない頃です。ルイスはそのベトナム戦争に兵士として従軍し、戦闘に参加していました。ルイスは、戦争に参加する以前から、自分の憎しみの感情を愛情によって抑えるために、いかにこれまで努力をし続けてきていたかをセラピストに話していました。自分の怒りと憎しみの気持ちを、建設的な方向に向けていきたいと望んでいたのです。このことは彼にとって重要な問題であり、実際その問題に非常にとらわれていたのです。ルイスは戦闘体験によって自分の気持ちの中の愛情と憎しみとの間の溝が、さらに大きく開いてしまったということを話しながら、その図を描きました。戦闘体験の後、ルイスは、自分の憎しみの感情が破壊的な行動に漏れ出ないようにするのが、かなり難しくなったとのことでした。まさにこうした話をしていたとき、廊下のドアが突然閉まり、大きく響きわたるような音を立てたのです。そのときルイスは宙に飛び、イスの背を飛び越え、腹ばいになり、ほふく前進の体勢をとりました。まるで銃を抱え部屋を機銃掃射するかのようでした。戦場での回避行動のように、腹ばいになり、銃を撃ち、そして横転しました。治療者が、ルイスの名前と日時や場所を繰り返し呼びかけて、ルイスが現在の見当識を取り戻すのに数分を必要としました。その数分の間、ルイスはベトナムのジャングルに戻っていました。そのとき彼は、ベトナムのジャングルを見て聞いて匂いをかいでいた、つまり全身で体感していたのです。

　侵入的な記憶は完全なフラッシュバックほどではないことがあります。その場合、外傷的出来事の一面だけが侵入してくるでしょう。たとえば、光景、音、身体感覚、戦慄の感覚、匂い、そしてまた逃走か、闘争か、凍りつきの衝動がおそってくる感覚です。しかし、すべての侵入的体験の現象には、ある共通点があります。それは、その侵入体験がどれぐらい完全なものであれ、部分的なものであれ、戦慄的恐怖や傷つきや無力感を伴う強い感情的苦痛を喚起するということです。この体験について、正気を失っていき、「気がおかしくなって」いくような感じだと説明する人もいます。

侵入的記憶の回避

　この侵入的な記憶が現在に流入するのを止めるために、できることがあれば何でもしようとすることは、おかしなことではありません。侵入的記憶を回避したいというのは当然理解できることなのです。この侵入的記憶を回避する方法の中には、きわめて直接的な方法もあります。それはたとえば次のような方法です。

- 侵入的記憶の引き金となる状況を事前に回避することを学習する。
- 少しでもトラウマに関連するような話題については話すのを止める。
- 侵入的記憶の引き金となることをするのを避ける。
- 外傷体験の記憶を抑圧し、思い出そうとしても思い出せなくなる。
- 外傷的な再体験によって喚起されるパニック感覚を回避しようとして、自分の感覚や気持ちをはぐらかして感じないようにする。

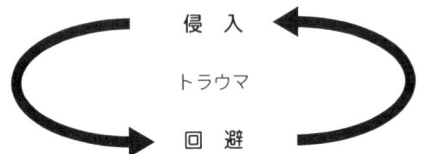

　残念なことに、これらの回避策はすべて代償を伴っています。回避策のせいで、あなたの生活範囲がどんどん狭くなっていきます。また、気持ちを麻痺させるようにすると、好ましい感情ですら感じられなくなっていくでしょう。たとえば、あなたは喜びを感じることが少なくなっていき、他の人によそよそしくなったり、疎遠になったりしていきます。頭ではあなたはある相手に愛情を向けていると自覚している場合でも、その相手に対して愛情を実感できなくなっていくかもしれません。そしてさらに逆説的な影響が存在していることも少なくありません。侵入的な体験を避けようとすればするほど、さらにその体験がこころの中によみがえってきて、さらに避けようとすることになるということです。たとえば、こんなことを言われたら、あなたのこ

ころの中にどんなことが起きるでしょうか。「ピンクのゾウを思い浮かべないでください。たとえ他のどんなことを思い浮かべるにしても、ピンクのゾウのことだけは決して思い浮かべないでください」。おそらく私たちのほとんどすべてにとって、ピンクのゾウについて思い浮かべないように一生懸命すればするほど、ピンクのゾウのイメージがよりいっそう鮮明にこころの中に浮かんでくることになるでしょう。これが侵入と回避の悪循環なのです。

回避というライフスタイル

これらの直接的な回避行動があまりうまくいかないか、あるいはまったくうまくいかない場合、あなたは回避にもとづいたライフスタイルを発展させるかもしれません。特にトラウマを抱えている人は、全力で走り続けるようなライフスタイルを身につけることが多いものです。

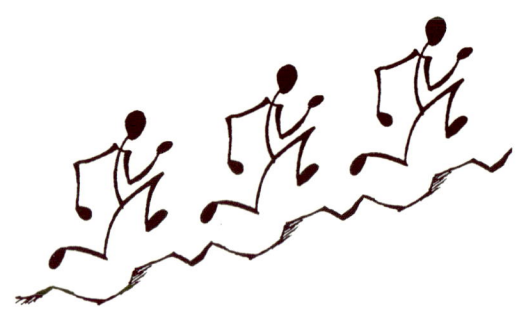

要するに、このようなライフスタイルを持つ人は、どのような才能や資質を持っているにしても、がむしゃらにやりすぎてしまうのです。もしこのようなライフスタイルを持つ人が学生であるなら、一生懸命勉強をして、給付奨学金を得て、さらに学業に全力を尽くすでしょう。もし運動選手であるなら、長時間練習を続け、チームの選抜試験に挑戦し、チームの一員として必要なメンバーになるように努力するでしょう。もしこのようなライフスタイルを持つ人が、才能ある「やっかいな嫌われ者」であるならば、秩序を乱し混乱を生み出す、すばらしい方法をどんどん見つけていくことでしょう。し

かし、そこにはある障害が存在しています。熱心で駆り立てられるようなこの動きは、回避に動機づけられているということです。それはあたかも「外傷的な過去の苦痛や恥や恐怖から、可能な限り遠ざかりたい」と言っているかのようなのです。そして、たとえほとんど意識していないにしても、彼らは次のように言っているかのようでもあります。「私は一瞬たりとも立ち止まれないし、自分自身を受け入れることができない。なぜなら、もしそうしてしまったら、トラウマにまつわる気持ちやイメージや考えがどっと押し寄せてくることになるから」。そのような人たちの行動の主な動機が回避であるため、彼らの成し遂げた成果や達成は、他者から叩かれ非難されるべきものであるかのように感じられます。空虚なものであり、純粋なものではないと。このような人たちの持つ標語は「もっとも最近の成果の程度分だけ、自分はよい存在だ」というものです。伝説の投手サチェル・ペイジの言葉のように、過去の亡霊があなたにおそってくるために、振り返ることができないのです。そのためあなたは自分の成し遂げた成果を実感することができません。喜びを味わうためにゆっくりと立ち止まっていると、危険に感じられるからです。そして、あなたには才能もあり、いくつものことを達成しているにもかかわらず、自分がペテン師や詐欺師のように感じられているかもしれません。世間は、どういうわけだか、まだあなたの実態に気づいていないにすぎないのです。「ふぅー、また人をだましてしまった」と。

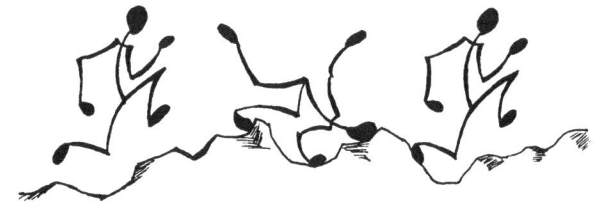

こうして、あなたは全力疾走するライフスタイルにはまりこんでいるかもしれません。問題となるのは、私たちが日々生活を送っている限り、ストレスに出遭い、何かを喪失し、そしてさらには外傷的出来事に遭遇することはまず避けられないということです。そして、このような避けられないストレ

スが起きると、あなたは、すでによく知っている唯一の方法で対処します。気持ちを奮い立たせて起き上がり、体のほこりを払って、とにかく前進し続けるのです。そこには、振り返ってよく考えたり、物事にゆっくりと取り組み最後まで仕上げたり、癒しと成長のための休息をとったりするための時間の余地がまったくありません。そして同時にあなたは前に進みながら、ますます空虚になっていきます。

最後の麦わら

そして、あるちょっとしたストレスや喪失が起きた後、あなたは精神的破綻に陥ります。多くの場合、あなたとあなたの身近な人たちはそこで困惑してしまいます。それは、あなたはこれまで多くのことを達成し、トラウマにも耐え抜いてきたにもかかわらず、それに比べればささいなことに思われる自動車事故や失業や引っ越しなどといった問題で、どうしてくじけてしまうのだろうかという困惑です。あなたは打たれ強く、落ち着いていて、重大な喪失やトラウマを耐えしのいで無傷でいられるようであるのに、と。ですが、もしあなたがその最後のストレス、すなわち「最後の麦わら」をよく見つめたなら、次の3つのことがわかるかもしれません。

①そのストレスは、あなたが体験したトラウマに象徴的に結びついている
（たとえば、手術を受けることが、象徴的に以前の暴力に結びついているかもしれません）。

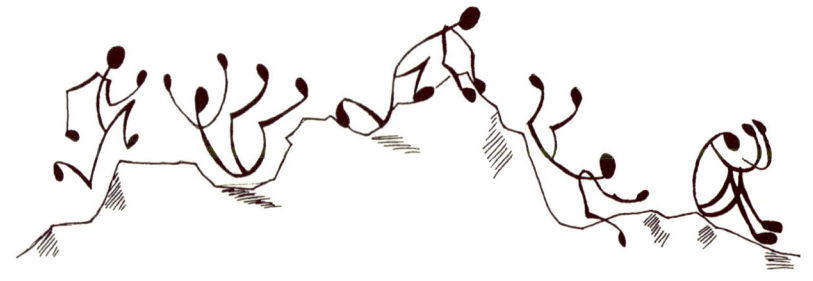

②そのストレスは、恐怖感、孤立無援感、なすすべのない無力感など、ある共通する感情によって、過去のトラウマとつながっている。
③そのストレスは、身動きがとれない感覚をつくり出している（それはそのストレスが、そのような感覚を喚起する過去のあるトラウマに強く関連しているため）。

またさらに、現在は、その他の点で過去に象徴的に結びついているかもしれません。私たちの心理教育トラウマ・グループ・プログラムに参加していたある1人の女性は、私たちがこのような説明をしながら描いた図を見たり話し合ったりしているうちに、「あー、なるほど」と感じる体験をしたのです。

　　エイミーはアルコール依存症の父親のいる家庭で育ちました。その父親は突然怒り出して、エイミーや家族たちを殴るような人でした。エイミーは勉強家でした。一生懸命勉強をし、大学の奨学金を勝ち取り、公認会計士になるために夜遅くまで勉強しました。公認会計士となったエイミーは、国税局との間で係争中にあるクライエントの代理人の仕事をすることがよくありました。彼女は最近もそのようなあるケースを担当しましたが、そのケースでは、国税局は、彼女の見方からすると、でっち上げの違反と思われるようなことで、強硬な態度をとってきたのです。国税局の職員は、エイミーの職場にやってきて、そこにある本や個人所得申告書などを監査し、職場の備品を、彼女の夫や子どもの多くの私有物とともに押収していったのです。エイミーが「精神的にまいって」クリニックにやってきたのは、まさにそのときだったのです。その日、エイミーは私たちのグループに参加して、こう言いました。「今わかった。国税局の役人は『親父』なんだ。やつらは、私の親父とまったく同じように卑劣な手を使って、私だけでなく、私の家族までも踏みにじったんだから」。そしてエイミーは、この国税局による強制捜査と押収という出来事のストレスが、最後の麦わらであることを理解しました。父親による最初のトラウマと、象徴的に似ていたからです。この最後の麦わらとなった出来事が、彼女の過去からトラウマを引き上げ、現在にいきな

り投げ込んだのです。トラウマであったのは、エイミーを打ちのめした国税局の件というよりもむしろ、ずっと彼女の根底にくすぶって出番をうかがっていた子どもの頃の身体的虐待だったのです。

これが、私たちが「10：90反応」と呼んでいることの本質です。現在の現実性の中に、過去のトラウマと類似している要素が10%あるだけで、過去から残りの90%が現在に引き出されてしまうのです。まるで過去のトラウマがまた起きたかのように、闘争・逃走・凍りつきの状態に陥ってしまうのです。そのトラウマは実際には存在していないものなので、現時点では、通常無害なほんの10%の要素が全面的なストレス反応で受け止められるということになります。この10：90反応については、第4章と第9章でさらにくわしく説明するつもりです。

再び走り出す前には一息つくために小休止するものですが、小休止するために、破綻状態に陥ることを利用するのは避けたほうがよいのです。自分の状態を吟味したり、何か新しいこと、たとえば新しい対処法や新しい理解方法や新しい人とのかかわり方を学び始めたりするための時間として、休息の時間を使うべきです。このような学習については第11章でさらに説明することになります。

私的な自己と公的な自己

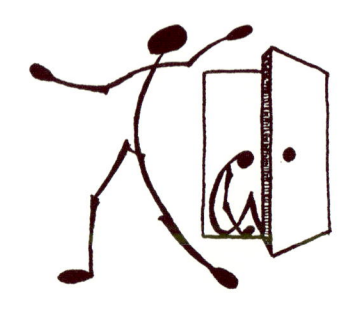

上の図は、公的な自己と私的な自己との間の大きな分裂を描いています。

あなたはどんなに何かを達成していようと、そして他者がどんなにあなたのことを高く評価していようと、あなたは内面では、過去のトラウマに出遭ったときと同じように、自分は無力で悪い存在だと感じていることが多いものです。もしあなたのトラウマが子どもの頃の虐待にかかわるものであるなら、多くの場合、あなたの住んでいる地域の人はそのことについて何も知りません。人によるトラウマは、通常、内密に実行されるからです。あなたの家族について、地域の人はみな、すばらしい家族だと思っているかもしれません（もちろん例外もありますが）。しかし、玄関のドアの向こう側では、虐待的な関係が実行されているのです。

感情の持つ価値

　この「全力疾走」の構図によって、私たちがこれまで本章で述べてきたことのほとんどすべてが、ある1つの図式にまとめ上げられます。自分を落ち着かせるために回避という方法に長年頼り続けると、自分の感情や気持ちと距離ができてきてしまうのです。自分の感情の激しさや破壊的な力を恐れるために、自分の感情を押し殺そうとし、そしてだいたいのところそれがうまくできるようになります。つまり、テレビドラマ『スタートレック』のミスター・スポックのように生きることになります。それは理解できることでは

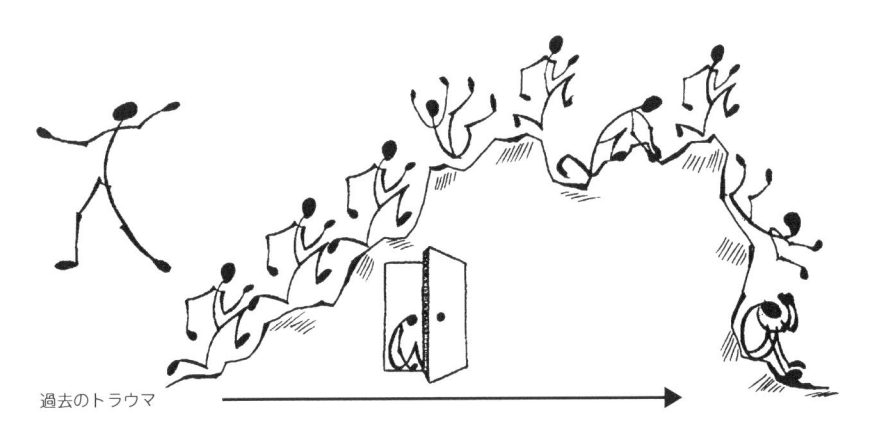

過去のトラウマ →

あります。しかし、最善の目標は、自分から感情を排除することではなく（たとえそれが可能だったとしても）、感情を受け止め耐える能力や感情をコントロールする能力を高めることです。感情は適応に役立つものなので、私たちの脳は、もともと感情を生み出すようになっているのです。感情は、私たちにとってEメールのメッセージのようなもので、重要な情報や意味を伝えてくれるのです。ですから、私たちはこのような感情を受け止められるのが望ましいのです。

　あなたは、皮膚などの器官に痛覚の受容器がまったくないというきわめてまれな先天的な障害を持っている人の話をどこかで聞いたことがあるかもしれません。このような痛覚のない人たちは、痛みを感じることなく熱いストーブにもたれかかることができ、自分の身体の様子を見て初めて自分がやけどをしているのに気づきます。感情なしに生きようとすることは、このような場合と同じように、私たちの生活に及ぼすさまざまな影響に気づかないままに過ごすというリスクをおかすことになります。

　自分の感情に再びつながりを持ち始めようというときには、ある簡単なこ

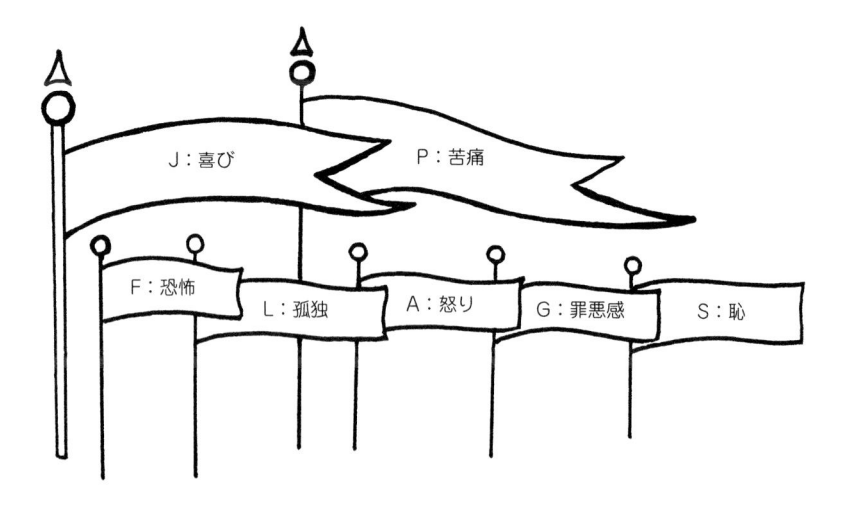

J：喜び　　P：苦痛

F：恐怖　L：孤独　A：怒り　G：罪悪感　S：恥

とを覚えておくといいでしょう。それをしやすくするために、主な感情を示す英単語の頭文字をとって、ある略語が作られています。それは、「ＪＰ FLAGS（ジェイ・ピー・フラッグズ）」という言葉です。

　大部分の種類の感情が、このＪＰ FLAGSによってとらえられます。もし恥ずかしい気持ちになったならば、それはＪＰ FLAGSでの「恥（Shame）」に当たります。もしいらいらしているならば、それはＪＰ FLAGSでの「怒り（Anger）」に当たります。これらの感情はいずれも、もし私たちが感じることができれば、ある潜在的な贈り物を運んでくるのです。では、恥（Shame）から始めましょう。

　　ケリーという名前の年配の女性があなたにこう言ったとします。「私は人生で、恥ずかしいことをいっさいしたことがない」と。あなたは、彼女のことをかなりうぬぼれていて不遜であると思うでしょう。というのは、人は誰でも、50歳は当然のこと、5歳までですら多くの恥ずかしいことをしないままでいられるとは信じられないからです。

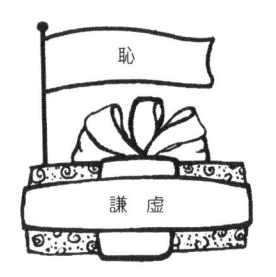

　私たちが恥という感情を自覚し、受け入れられるならば、謙虚という贈り物を手に入れています。その贈り物は謙虚（humility）であって、屈辱（humiliation）ではないことに注意してください。私たちが何か恥ずかしいことをしてしまったと認めるとき、私たちは、不完全さのある点で、他の人と何ら変わるところのない人類の一員であることを認識しているのです。そして、人を裁くことが少なくなり、より謙虚になれます。

　罪悪感（Guilt）、または罪の意識の贈り物は、誠実です。

旗：罪悪感
土台：誠実

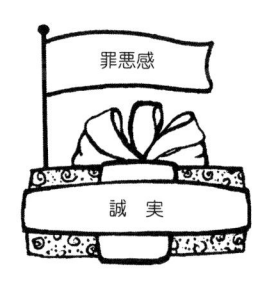

　今晩、私はあなたと一緒に映画を見に行こうと思い、あなたを誘ったとします。その後で、私が以前から親しくなりたいと思っていた女性のジルが電話をしてきて、一緒に夕食を食べようと誘ってきました。私は「もちろんいいよ」ともう少しのところで言いかけます。あなたに電話をかけ直して、「悪いけど風邪を引いたので、今日の映画の予定はキャンセルしなくちゃいけなくなった」と言えばいいと考えながらです。その瞬間、私の頭の中で小さな声がこうささやきます。「おい、ちょっと待て。それはよくないことだぞ」と。そして私はジルに、本当は一緒に夕食に行きたいけれど、友だちと映画に行く先約があるので今晩は無理だと言います。私は誠実に振る舞ったのです。

　罪悪感（やましさ）を感じるとき、私たちは自分の持っている価値観の1つを今にも破ろうとしているか、あるいはすでに価値観を踏み越えてしまったのです。そこで私たちには2つのことができます。まず1つは、価値観を検討し、自分はその価値観を維持したいのかどうか、その価値観が「良い」と「悪い」の感覚や「正」と「不正」の感覚に実際合っているのかどうかを見ていきます。もし合っていないのであれば、私たちはその価値観を変化させるか、他の価値観と取り替えることができます。次に、自分の価値観を維持する決断をしたならば、私たちは自分の価値観に従った行動をとり、誠実に振る舞うことができます。罪悪感は、私たちの内面にある舵のようなもので、私たちが言行一致した振る舞いができるようにするのです。

　以前の生活で対人関係におけるトラウマをこうむった人にとって、怒り（Anger）の感情はやっかいなものとなります。そのような人たちは、怒りが

人を傷つけ破壊するような仕方で表現されるのをかなり多く見てきたのです。

　イーサンは、怒りという感情を恐れ、ごくささいな怒りですら自ら近づこうとしませんでした。彼の友だちの1人シェリーには、いつも約束の時間に遅れる悪い癖がありました。イーサンはそのことについて、困っているので直してほしいとシェリーに伝えることはなく、話題に持ち出すのを避け続けていました。あるときシェリーは寒空の中、1時間もイーサンを待たせました。それでもイーサンは何も言いませんでした。

このように怒りという感情を回避することの悪い面は何でしょうか？　怒りという感情を持つことができない人が手に入れ損なっている、怒りという感情の贈り物は何でしょうか？　もし私たちが怒りという感情を感じられないならば、私たちは人に踏みつけられ続けるようなドアマットになってしまいます。自己主張という贈り物を持つことができず、自分や自分の身近な人の権利を正当なやり方で守る能力を持つことができなくなります。たとえば「待ち合わせの時間に納得しているなら、きちんと時間を守ってほしい」と言えませんし、「私にそんな言い方をしないで」とも、「申し訳ないのですが、あなたの依頼におこたえすることは今の時点ではできません。実は今、私は多くの仕事を抱えているのです」とも言えなくなります。

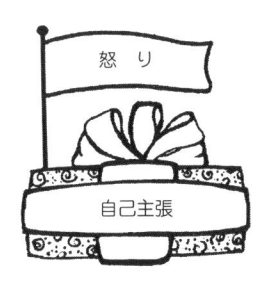

　あなたはひとりぼっちになりたくないという気持ちに苦しんだことがありますか？　トラウマを経験した後では、多くの人が、いつも誰かと一緒でないといけないか、あるいは決して誰ともいたくないかのどちらか極端にな

りがちです。孤独感（Loneliness）という苦痛を感じることを恐れ、いつも誰かと一緒にいないといけないという場合、私たちはある贈り物を手に入れ損なっています。孤独感の贈り物は「1人でいられること」です。1人でいられることというのは、1人でいても、自分と周囲の世界との間に問題がない感覚を持ちながら、こころおだやかでいる体験のことです。

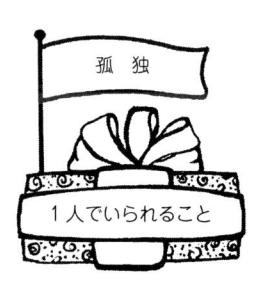

恐怖（Fear）という感情は、トラウマに出遭った人がみな体験するものです。またときには、トラウマが生じてから長いこと経っても、一見ささいに思われることがきっかけとなって、繰り返し恐怖感を激しく感じることもあります。そうすると、私たちは恐怖感を嫌悪するようになり、恐怖を感じていないふりをしようとします。しかし、それはほんの少しの間だけしかうまくいきません。私たちは、現在の状況によく対応している恐怖感と、過去の体験と内面から生じている、現在の状況にはそぐわない恐怖とを区別することを学習する必要があるのです。

　　あなたが現在いる建物や家屋に稲光がおそってきたときにあなたが恐怖を感じるのは、完全に正常な反応です。恐怖は自然な行動傾向を生み出すのです。「逃げろ！」と。火がついている建物からできるだけ早く走って逃げようとするのは、自然な、自分を守る反応なのです。

しかし、人前で話すことや車を運転すること、初対面の人と会うこと、セラピストに言いにくいことを話すこと、友だちをつくること、就職の面接を受けることなどを恐れ、こうした恐れのために日常生活を送ることが一部ま

たはかなり妨げられている場合には、問題となります。このような場合、ナイキのコマーシャルが言っているように一歩踏み出し「とにかくやれ」れば、私たちは勇気という贈り物を手に入れます。正しいことや、やらなくてはいけないことをしようとして恐れを感じるにしても、それを実行することで得られるのは、勇気という報酬なのです。

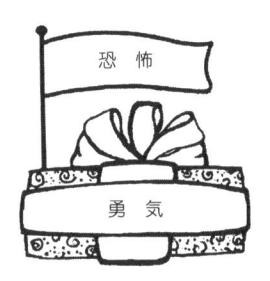

[図: 旗に「恐怖」、台座に「勇気」]

　私たちは苦痛（Pain）があまりに激しくそしてあまりに長く続くので、苦痛というものを自分から取り除きたいと思うことがあるかもしれません。しかし、感情的な苦痛は、生活を送っていく上で不可欠なものです。多くのことが、苦しみや痛みを伴って起きます。もし私たちが苦痛を感じられるようにするなら、私たちは感受性という贈り物を手に入れます。たぶんみなさんは、決して自分自身の苦痛の感情に触れようとしない人々のことを知っていることでしょう。そのような人たちは、私たちが苦痛の感情を表現すると、怒ったりいらいらしたりします。そして「そんなことは気にするな！」「過去を振り返るな！」と私たちにけしかけます。そのような人たちは、自分自身が感情的な苦痛に触れるのを非常に恐れているので、他の人の感情的な苦

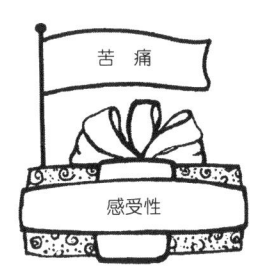

[図: 旗に「苦痛」、台座に「感受性」]

痛に触れることもできないのです。苦痛を感じられることの贈り物は感受性と共感です。

　そして最後に喜び（Joy）ですが、喜びはその感情自体が贈り物です。あなたは日頃取り組んでいることから喜びを得られていることでしょう。しかし、トラウマを負った後では多くの場合、人々は罪の意識を感じ、自分は喜びを感じるに値しない人間であると思うようになります。あるいは、自分のこころの防御態勢をゆるめることを恐れるあまり、こころや頭の中で喜びを感じるゆとりがなくなってしまいます。喜びを感じることで、何か悪いことが起きる危険性が高まるわけではないと確実に思えるようになるためには、まず、短い瞬間の喜びを感じられるようにすることから始める必要があります。

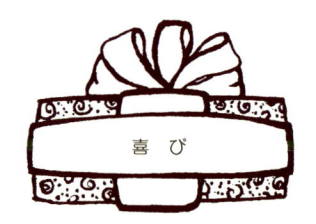

喜び

　私たちの心理教育グループ・プログラムに参加しているある 1 人の人が、このＪＰ FLAGS について私たちに教えてくれました。ですから、これは私たちの発明ではありません。その人は、どこでそれを学んだのか思い出せませんでした。私たちも文献検索をしたのですが、作者を突き止めることができませんでした。しかし、このＪＰ FLAGS の考え方を私たちの心理教育グループ・プログラムに取り入れると、かなり有益であることがわかりましたし、参加している人たちもとても役に立つ考えだと思うと教えてくれたのです（もしこのＪＰ FLAGS の作者が本書を読んでいたら、どうか私たちにご連絡ください。そうすれば引用表示をきちんとすることができます）。

家族ミーティング

　このＪＰ FLAGS の考え方は、家族ミーティングでも活用できます。この

家族ミーティングについては注意すべきことがあります。もしあなたの家族が大きな苦しみにもがいていて、圧倒されるほど過剰に感情が表出されるという点で機能不全になっているなら、こうした家族ミーティングはしないほうが賢明でしょう。ですが、あなたの家族が互いに尊重でき、やさしさを持ってかかわり合えるなら、このＪＰ FLAGS 家族ミーティングは家族の感情的なつながりを取り戻すのによい方法となるでしょう。

　この家族ミーティングには家族の一員ならば誰でも参加できます。急な用事で誰かが欠席するような場合を除いて、家族みなが集まれるような時間帯にミーティングは設定されます。ＪＰ FLAGS を書いた紙をテーブルの上に置きます。家族のうちの大人が交代で司会者を担当します。司会者には３つの役割があります。

①それぞれの人がＪＰ FLAGS の中の感情の言葉を使いながら話すように促します。そのとき、こころの中にある気持ちを十分に出せたと言えるぐらいまでそうします（通常これには１人あたり１、２分間かかるでしょう）。
②それぞれの人が「私は」あるいは「ぼくは」という言葉を使うように促します（たとえば「お父さん（あるいはお母さん）は、ばかげた決まりをつくって、ぼくを（私を）イライラさせてるんだ」という言い方ではなく、「お父さん（お母さん）が今週末スーザンの家のパーティーに行ってはいけないと決めたから、そのことでぼくは（私は）腹を立ててるんだ」というようにです）。
③話し合いを問題解決の方向に向かわないようにします（このミーティングの役割は、ただ家族の感情的な結びつきを取り戻させることなのです）。

　数年前に行われたある研究によれば、平均的な夫婦が日常的な用事以外のことについて話し合うのに使った時間は、１週間で約３分間にすぎないということです。意識して感情的なことに焦点を当て続けるようにすることで、家族のきずなが強まり、家族それぞれが話を聞いてもらえている気持ちになれます。もし必要ならば、違うやり方の家族ミーティングが、問題解決のために役立てられるでしょう（互いに感情を出すということだけで、自然と問題が解決するということもあります）。

自習用の問い

1. あなたの過去のトラウマはどのようにあなたの現在に侵入してきているでしょうか。

   ---

2. あなたはこれまで、こうした侵入や、侵入による感情的苦痛をどのように避けてきたでしょうか。

   ---

3. あなたは、後ろを振り返らないために、「全力疾走」のライフスタイルをとり続けてきたでしょうか。もしそうであるなら、それはどのようにでしょうか。

   ---

4. あなたにとっての「最後の麦わら」は何だったのでしょうか。そしてそれはどのように、あなたがこれまで逃げ続けてきた過去のトラウマに象徴的に結びついていたのでしょうか。

   ---

5. あなたがこれまでに「全力疾走」のライフスタイルを続けていく中で達成したことを、自分のものとして認め、誇りを持てるようになるには何

ができるでしょうか。

---

6. あなたは、家族でＪＰ FLAGS ミーティングをすることは役に立つと思いますか。もしそうであるなら、ミーティングがうまくいくためにどのように準備したらよいでしょうか。

Restoring Hope and Trust

第4章

10：90反応

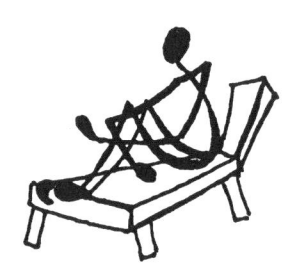

マインドフル・エクササイズ

　床に両足をつけてくつろいでイスに腰かけてください。顔の表情をほほえむようにしてみてください。歯を見せて笑うような大笑いではなく、モナリザの微笑です。それは、公園のベンチに座りながら少し離れたところで遊んでいる幼児を眺めていたり、近くの木で鳥がさえずっているのに耳を傾けていたりする場合に浮かぶようなほほえみです。私たちのこころが身体の動きをコントロールするのとまったく同じように、私たちの身体の動きは、私たちの脳にメッセージを送り返します。自分の息に、ただ意識を向けながら、数分間、微笑しながら静かに座ってください。そうすることで、こころがおだやかになり、集中すると思いながら、そうしてみてください。

山のような過去のトラウマ

　侵入的なトラウマの諸症状は、私たちが「10：90反応」と呼んでいる現象を引き起こすことがあります。この 10：90 反応という考え方は、これから本書のいたるところで私たちが使っていくものです。侵入症状は、一般的には過去のトラウマの引き金となるものによって誘発されます。10：90 反応は、この現象をとらえる考え方です。

　10：90 反応が起きるのは、感情反応のうちの 10％ が現在から生じ、90％ が過去から生じている場合です。この 10：90 反応が起きると、あなたは「過剰反応だ」とか「物事を大げさにしている」と批判されるかもしれません。この 10：90 反応の考え方のポイントは、実際に山のような大きなトラウマが過去に存在したということです。そのトラウマの山がいまだにあなたの記憶の貯蔵庫と過敏な神経系に存続しているのです。もちろん、あなたは 10：90 反応ではなく、90：10 反応を示すこともあります。そのような場合には、あなたは現在のある極端な出来事に対して主に反応しているのです。たとえば誰かがあなたに大声を上げるといったことです。そこでは反対のことが起きていて、現在の 90％ に、過去の 10％ がほんのわずか追加燃料を注いでいるというわけです。感情反応の 90％ が現在から生じている場合には、誰もその感情反応の激しさには驚かないでしょう。ですが、10：90 反応の場合は、あなたと周囲の人にとって心配の元になるのです。感情反応の中の、現在の 10％ と過去の 90％ とを区別することを学ぶことが、トラウマへの対処にとって重要なことです。

引き金

　10：90 反応が起きているとき、まるで過去のトラウマがもう一度再現しているかのように、感情を感じています。

　　メアリーの 10 代の息子とその友人たちが、メアリーの家で、アメリカン・フットボールの全米シリーズ決勝戦であるスーパー・ボウルをテ

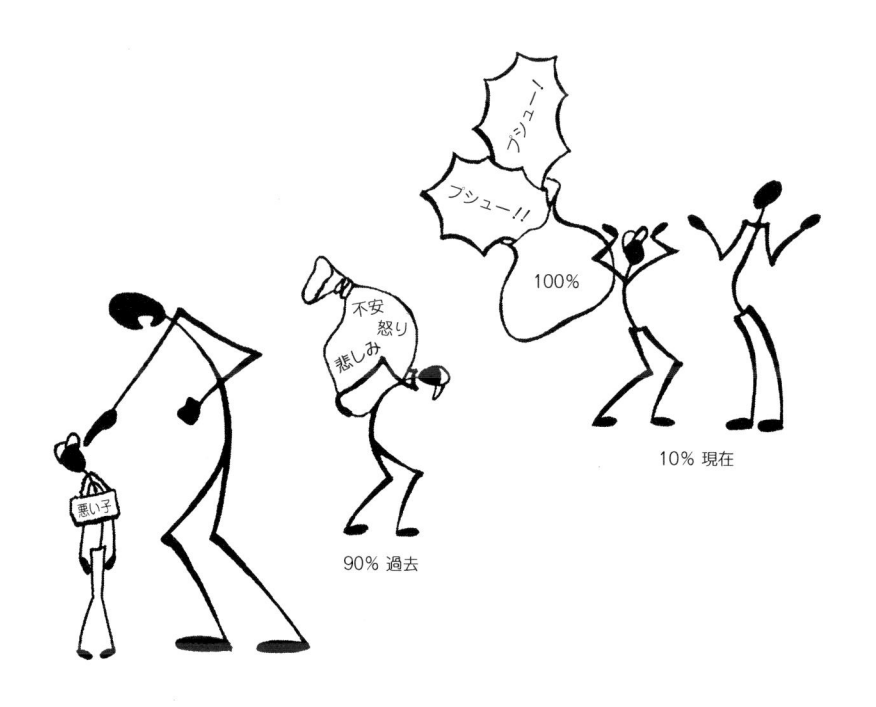

レビ観戦していました。メアリーは幸せな気持ちでした。息子の友人たちが家に来てくれてうれしかったのです。メアリーはサンドウィッチとジュースを載せたトレイを用意し、キッチンからテレビのある部屋へと運ぼうとしました。そのとき、メアリーは少年たちの大きな声援を聞きました。その大きな声のせいで、メアリーはパニックで凍りついた状態になりました。一歩も動けなくなり、身体が固まり、心臓の鼓動が高まり、目は大きく見開いたままになりました。通常の考え方ができなくなり、危険が差し迫っているかのように感じられました。ほんの数分のことでしたが、それはまるで永遠のような感じでした。次第に、心臓の鼓動も収まり、現在の周囲の状況への気づきを取り戻しました。メアリーは自分の家にいて、そして自分は今、安全なのだと自分に言い聞かせました。メアリーはテレビのある部屋に入り、できるだけ平静さを保ち、彼らに親しみを込めて振る舞いました。少年たちはメアリーにジョークを言い、感謝の言葉をかけました。メアリーはキッチンに戻ると、男性

の大きな声援が、現在の体験に、痛ましい過去の体験を引き出し付け加えたのだと気づきました。現在の感情反応の 90％は、メアリーがまだ少女だった頃の父親の激怒の記憶から生じていたのです。その頃にはまだ父親はアルコールを止めていませんでしたし、アルコール依存症者自助グループの助けを借りて回復の道を歩み出してもいなかったのです。

現在の現実の 10％が、過去のトラウマの記憶が突如現在に引き出される「きっかけ」あるいは「引き金」の役割を果たします。この引き金は通常、感覚的な体験で、それは音や匂いや触覚や光景や味覚にかかわる体験です。

　スーン・アイとのセラピーの面接の中で、私たちは、前日のとりわけひどい解離のエピソードを何が引き起こしたのかを一緒に理解しようとしているところでした。スーン・アイは、前日、数時間もの間、呆然自失の状態で座り込んでいたのです。彼女にはそのときの記憶が欠落していました。私たちはその空白の記憶の時間につながる出来事を注意深く見ていきました。スーン・アイは、自宅の近所の道を歩いていました。それは間もなく午後 1 時になるときのことでした。午前中に雨が降っていたのですが、そのときには太陽が出ていました。美しい日差しを浴びて、スーン・アイはリラックスしていました。道路のそばに生えていたカエデの木の根のせいで少し歩道が盛り上がったところに、スーン・アイはさしかかりました。スーン・アイはつまずいてよろめかないように足下に目をやりました。そこまでの記憶はありましたが、その 4 時間後、アパートの自分の部屋のソファーで「目を覚ます」までの間の記憶が欠けていました。

つらい過去の 90％を現在に引き出した、そのときの 10％とはいったい何だったのでしょう。わずかに盛り上がった歩道の何がきっかけとなったのでしょう。つまずくことにまつわる何かでしょうか。そのとき、スーン・アイにあることが浮かびました。引き金は、さまざまな色合いに紅葉したカエデの葉が雨でぬれた歩道に張りついていた光景だったのです。過去から引き出

されてきたのは、彼女が子どもの頃に住んでいた家にあった地下室に通じる戸外の階段で、彼女を傷つけた近所の少年にまつわる記憶でした。その階段はコンクリート製で、紅葉したカエデの葉が、雨でぬれたコンクリートの階段に張りついていたのです。

過去の記憶の引き金は、周囲の環境にある何かについての知覚ではなく、漠然とした感情的感覚であることもあります。現在の体験の中で、無力感や対処不能な感じ、身動きのできない感じ、そして傷つきを感じると、そのことによって過去の体験が現在へと浮上してくることが少なくありません。もし現在の体験をくわしく見てみるならば、過去の外傷的記憶からわき出る油に火をつけた現在の体験の中の10％の真実を見つけることができるでしょう。

なぜ10：90反応が起きるのか

なぜ10：90反応が起きるのでしょうか。それにはいくつかの理由があります。ストレスの積み重なりが理由の1つです。生活でストレスとなる出来事が処理されないまま積み重なると、私たちはいらつき、傷つきやすくなり、過去のトラウマを思い出しやすくなります。第2に、外傷的出来事に遭遇した後では過敏状態になることが多いのですが、こうした過敏状態がさらに悪い影響をもたらすことがあるのです。過敏状態では、感覚が研ぎ澄まされ警戒状態となり、危険なことが起きるきざしを見逃さないよう、かたときも観察や警戒をおこたらないようになります。そして万一危険の兆候を見つけたら、それを避けるようになるでしょう。

過敏状態であると、たいていの人ならば見逃すようなことに気がつくようになるのです。高い不安状態であるために、これらのささいな刺激が10：90反応を引き起こすのです。私たちの患者の1人は、このように言っています。「私のレーダーは感度がよすぎるので、小さなボートでも駆逐艦のようにとらえてしまいます。簡単に『いいえ、けっこうです』とでも言えばすむ場合でも、全力攻撃体勢になってしまうのです」と。

このように言った女性は、2ページ前で私たちがイラスト説明した「感情

的な沸騰」について触れているのです。すべての感情はその強弱においてなだらかな変化がありますが、トラウマとトラウマに関連した感覚的過程について言えば、おだやかな程度の感情でも瞬時に激しくなり、言わば沸点に達します。言い換えると、感情は10：90反応を誘発しやすいのです。ごく普通の不安が、パニックや戦慄的恐怖にまでエスカレートします。そして通常の悲しみが、絶望にまでなってしまいます。

　これでだいたいの図式がわかったと思います。このように、過去の感情が現在の感情へと流入した場合、通常の感情がすばやくコントロールを失うほどになってしまうのです。微妙な一滴ほどの感情として始まったものが、すぐに洪水のように感じられます。トラウマというものは極端なものですので、極端な感情ばかりを感じるようになり、微妙なおだやかな感情については気づきにくくなるのでしょう。10：90反応の起こしやすさを緩和していく際に、まず学ぶべき最初のステップは、自分の感情がまだ弱い段階であるときに自分の感情に気づくことです。前の章で説明したように、もしあなたがこれまで、自分の感情から目を背け逃げようと長年し続けてきていたならば、おだやかな感情への気づきを取り戻し発達させていくには時間がかかります。こうしたおだやかな感情についてならば、私たちが第8章や第11章で説明する健全な対処方策がもっとも効果を発揮します。感情が激しくなり、容易に元には戻れないところまで達する前であるなら、自己調整や他者による緩和であるこれらの健全な方策が功を奏するのです。そしてもし100％の激しさの感情を駆り立てるきっかけとなっている、現在の中の10％の要素を見つけることができたならば、現在の激しい感情の大部分を招いている過去のあることをとらえられるのです。

10：90反応を認識し扱う学習

　10：90反応において体験された感情が激しいために、不安になり、当惑することは少なくありません。誰かが「きみは敏感すぎる」と言う場合、ある程度それは妥当であるとあなたは認識します。自分の過敏性を理解できれば、過敏性についてあまり自分を非難しなくなったり、責めなくなったりす

るかもしれません。現在、体験されている激しい感情は、現在の現実とは合っていないのです。これが10：90反応の本質です。そしてもし、あなたが現在の中の10％のために100％の激しい感情にすぐに達してしまうということに気がついたならば、私たちは、感情の大部分は、過去の何かのせいであることを学習できたことになります。

　激しい感情をコントロールするという考え方は、言うことは簡単でも、実際に実行するとなると難しいものです。たとえ、前の章で説明したように、あなたの普段の反応水準を落ち着かせられるような、感情の喚起をコントロールする方法がいくつかあるにしても、激しい感情が噴き出してくるのを止めることなどほとんど不可能であるとあなたは気づいているかもしれません。しかし、たとえもし感情の最初の噴出を抑えたり、止めたりすることができなかったとしても、その後の経過についてはいくぶんコントロールすることを学べるでしょう。あなたはメンタライズすることを学習しました。すなわち、自分の反応を10：90反応と認識し、付け加わった90％がどこから来ているのかを理解することです。このメンタライズによって、あなたは自分自身を落ち着かせ、10：90反応という激しい感情状態から抜け出すことができるようになります。自分が10：90反応を体験しているのだという認識を持つことによって、自分は現在危機的状況にいるわけではないと悟れるようになります。自分が落ち着いていくにつれて、自分自身の体験を振り返ることができるようになるでしょうし、またその元にある過去のトラウマについても考えることができるでしょう。これができるためには、安全で安心な現在の現実にしっかりと根を下ろしている感覚を取り戻すことが必要ですし、さらに10：90反応を誘発することなく過去について調べられる自分の強さにある程度自信を持つことが必要です。

　外傷的出来事が生じたとき、あなたはトラウマにまつわる感情に対処しているだけでなく、トラウマについての主観的な思考活動にも対処しているのです。外傷的出来事について観察的な姿勢をとること、すなわち、トラウマに関連した感情や主観的思考活動について検討することは、「マインドフルに気づき、説明し、客観的に考える」と私たちが呼んでいることに当たります。

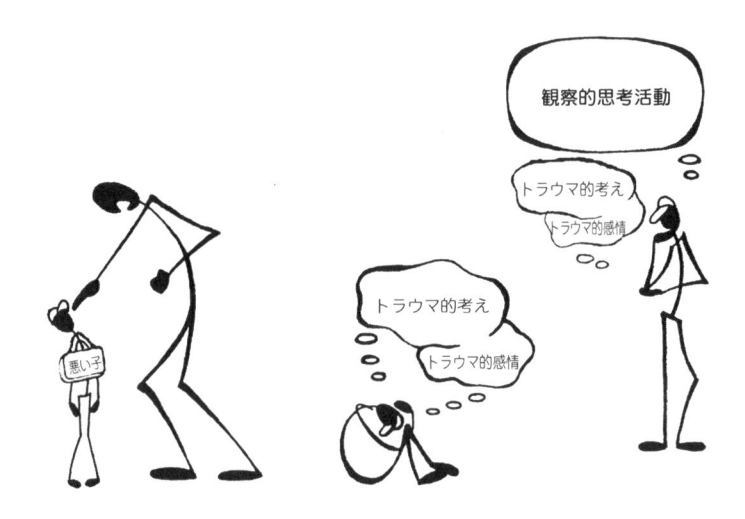

マインドフルに観察する能力は、セラピストの助けを借りながら、振り返りの取り組みをすることによって可能になることもあるでしょう。あなたの記憶のネットワークにおけるある中核的なポイントにたどりつくよう、過去の感情をたどっていければ、あなたの現在にあふれ出す過去の感情の力をそぐことができるでしょう。このような方法の学習については、第11章でまた取り上げるつもりです。しかし、自分は10：90反応に陥っているかもしれないという考えを持つだけで、自分の体験についてより客観的な考えを取り戻せる場合も多いのです。この振り返りのゆとりを持つことで、あなたは感情を持ちながら客観的に考えられるようになり、完全に感情的になって感情に振り回されている状態から抜け出せるようになるでしょう。

自習用の問い

　もしあなたに 10：90 反応の体験があるならば、数カ月、あるいは 2、3 年前に起きたそのときのことを思い出して考えてみてください。

1. その反応で、過去の 90％を引き出した、その状況での 10％は何でしょうか。

---

2. 外傷的な過去の環境との共通点を減らすために、現在の生活状況や職場環境で変えられそうなことは何でしょうか。

---

3. 10：90 反応において、あなたが気づいたパターンやテーマがあるでしょうか。あるとしたらそれは何でしょうか。

---

4. このことについて、誰か助けになりそうな人はいるでしょうか。あなたが助けを求められそうな人はいるでしょうか。

Restoring Hope and Trust

第5章

身体的な影響
——適応の失敗

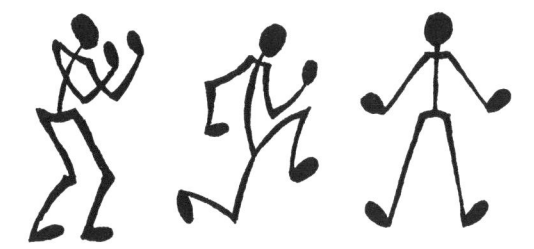

マインドフル・エクササイズ

　あなたのいる部屋を見まわしてください。視点は定めないままにして、部屋のあらゆる方向に漂わせてみてください。そして、あなたがもっとも明るい気持ちになれるものに視線を向けてください。あなたの目を、その対象となるものをただ見ることだけに集中させてください。そのものの色、形、材質感をよく観察してください。そうして気づいたことを言葉にしてください。色、形、材質感のそれぞれに名前をつけてみてください。それと同時に、ゆっくりと、深く腹式呼吸をしてください。もし気が散り始めたら、気が散り始めたことを気にとどめ、静かに部屋の中のものに注意を戻してください。3、4回深く呼吸をし、落ち着いていて集中していると感じられたら、この章を読み始めてください。

この章では、私たちはストレス反応の生理学についてくわしく説明していきます。なぜそうするかというと、ストレス反応の生理学について知ることによって、トラウマを負った人に起きている症状、体験そして行動の多くを、さらによく理解できるようになるからです。しかし、これから説明していく考え方は、複雑でわかりにくいことでもあるでしょう。とりわけ、生理学的な予備知識がない場合はそうであるはずです。そこでまず私たちは、カギとなる考えを要約して示し、その上で、これらの考え方の生理学的な基礎についてさらにくわしく検討することにします。そこで、カギとなる考えを理解しようと努力してみた結果、生理学的な考え方にはほとんど興味が持てそうもない場合には、この章の残りの部分はざっと目を通すだけにするか、あるいは完全に飛ばして次の章に進んでもかまいません。

カギとなる考え

　トラウマにおける身体の果たす役割を考慮に入れないままでは、侵入的なトラウマの諸症状、すなわち 10：90 反応を完全に理解することはできません。私たちが考えているよりもはるかに感情というものは身体的な反応なのです。激しい感情を覚える場合、私たちは身体でその感情的な変化に気づいています。繰り返し起きる極度のストレスのために、神経系が過敏になっていき、その結果、ストレスに対する身体的反応の仕方が変わってしまい、それが永続化します。過敏な状態とは、あたかもあなたの神経系が警戒態勢になっているかのような状態です。たとえば「世の中は危険だ。だからすぐに反応できるようにしておかないとだめだ」といったようなことです。このような、ほとんど瞬間的な強い反応性は、通常、「闘争・逃避・凍りつき」の形式をとります。進化を通じて、神経系がどのように、このような反応をするよう組織化されるにいたったかを理解すれば、あなたは 10：90 反応を起こしているときでも自分自身に思いやりを持てるようになるでしょう。

　さらに、繰り返し生じる強い恐怖に対して、神経系と身体が通常どのように反応するのかを理解すれば、その他のさまざまな体験についても理解しやすくなるでしょう。特に、繰り返し生じる強い恐怖が脳の持つ機能性を妨げ、

新しい記憶の定着を妨害することがわかっています。このような妨害が生じると、私たちの記憶は断片的でつながりのないものになります。過去のトラウマについての記憶が断片的なものである場合、その出来事についての完全な記憶があなたの脳にたくわえられているとは思えないこともあるでしょう。多かれ少なかれ比較的完全な記憶が脳にたくわえられているのに、抑圧という心理学的な防衛機制のせいで、今のところはその記憶を取り出せない場合もあります。他方では、新しい記憶をたくわえる脳の能力自体が妨害されてしまっているということもあり得ます。私たちがおすすめしたいのは、記憶を無理やり浮かばせようと努力するよりも、ただあなたが思い出せたことについてだけ、取り組むようにすることです。

　また、繰り返し生じた激しい恐怖が身体全般に潜在的な衝撃を与えることもわかってきています。そのせいで、胃腸障害や筋肉痛や関節痛、頭痛、食欲不振などが起きることがあるのです。

　この章で生理学的な検討をするのは、次のようなカギとなる概念をよりよく理解できるようにするためです。それは次の４つのことです。

① 10：90反応に関連した過敏化
② PTSDがいったん発症すると、適応的な性質を担っている「闘争・逃避・凍りつき」そして「ぐったり」反応（一時的不動反応）が、どのようにしてうまく働かなくなるのかという問題
③ 繰り返し生じる強い恐怖が記憶に及ぼす影響
④ 繰り返し生じる強い恐怖と慢性化した不安が身体全般に及ぼす影響

　もしあなたが生理学的な過程にさらに関心があるならば、このままこの章を読み続けてください。もしそうでないなら、残りの部分は飛ばして次の章に移ってください。

ストレスの生理学

　私たちの脳の奥深くには、他の動物と共通している、系統発生的に古い脳

組織があります。ウマ、ワニ、イヌ、ネコ、そしてヒトにもその組織部分はあります。その部分は、傑出した神経科学者であるポール・マクリーンが「大脳辺縁系」と呼んだ組織部分です。この大脳辺縁系は適応的行為を促す感情や感覚を生み出します。

　脳の表面には「皮質」があります。皮質とは、樹皮あるいは覆いを意味します。古代の人々は、この脳皮質を、木の樹皮のように単なる保護層だと思っていました。しかし今日では、脳の皮質には何十億もの神経細胞、すなわちニューロンがあることがわかっています。この脳皮質は系統発生的には、もっとも最近になって進化してできた部分であり、ヒトには、他のどの動物よりも大きな皮質があります。論理的な処理、そして推論の過程は、この脳皮質に大いに依存しているのです。

　もしラットの脳を見てみたならば、その脳の表面はとてもなめらかです。一方、ネコの脳の表面はラットの脳に比べると、凹凸や溝があります。そして、チンパンジーの脳の表面にはさらにたくさんの凹凸や溝があります。しかし、ヒトの脳の表面には、チンパンジーよりもさらにいっそうたくさんの凹凸や溝があり、それらはそれぞれ「回」そして「溝」として知られています。このように凹凸や溝があるのは、硬い頭蓋骨の内部の狭いスペースに、広い面積の皮質を押し込むための自然な方法です。たとえば、もしあなたがキングサイズのシーツを床の上で平らに広げたなら、床のかなりの面積を占めてしまいます。しかし、もしそのシーツを、注意深くひだをつけて折りたたんだなら、そのシーツの床の上での面積はずっと小さなものになるでしょう。ヒトは、頭はそれほど大きくないのに、他の動物に比べ、皮質の面積はかなり広く、とりわけ前頭葉においてそうです。

　脳の左半球の皮質は、主に連続的に論理的に考えます。一方、右半球は、より全体的に空間的に考えます。作家は左半球に大いに依存していますし、大工は右半球に大いに依存しています。しかし、私たちはいつも、右と左の両方の脳をともに利用しています。たとえば歌を聞くとき、言葉を使う歌詞と、音の調子の上がり下がりなどのメロディーの両方を、左半球と右半球の両方を使って認識しています。

　右と左の脳半球の違いを理解するために、次に挙げる問題を頭の中で解い

てみてください。ある男性が、ガレージセールで中古のテーブルを購入しました。その値段は新品のときの3分の2でした。男性はそのテーブルに50ドル支払いました。そのテーブルの新品のときの値段はいくらでしょうか？

もしあなたが分数を変換して掛け算をしたならば（3/2 × 50 = 150/2 = 75）、あなたは左半球の処理の特色である線形論理的原則を活用していることになるでしょう。一方、もしあなたが頭の中で3分の1が3つ分あることを示す1つの円柱の隣に、50とラベルづけされた円柱が並んでいる問題だと思い浮かべ、そして1/3 = 25となるので3/3 = 75だと頭の中で視覚的イメージを「見た」ならば、右半球の特色である空間的な論理を活用していることになります。連続的な論理である言葉を使って、このような空間形式の考え方を示すのは難しいことですが、このような考え方の要点をとらえてほしいと思います。

おおまかに言うと、私たちは新皮質を使って考えをつなげて構成し、辺縁系を使って感情を構成します。新皮質と辺縁系の神経細胞ニューロンの間には何十億以上もの連結があり、双方向に行き来します。神経解剖学的に言えば、これらの脳の領域には、連絡を取り合い、影響を与え合う経路が豊富にあるのです。ですが、これらの経路は、ときには思い通りにうまく機能しないこともあるのです。これはとりわけ外傷体験をした人々の場合に当てはまります。外傷的出来事とは、感じつつ同時に考える能力を機能的に遮断する、圧倒的な激しい出来事なのです。私たちは感情を感じることなく考えることはできますし、考えることなしに感じることができます。トラウマによって、考えることと感じることの両方を同時に行うことが特に難しくなるのです。

私たちの大脳辺縁系がどのように働くのかを見る実例として、あるディズニー映画を取り上げてみましょう。それは『ネバー・クライ・ウルフ』という映画です。この映画は、ある動物学者について書かれた本にもとづいて作られました。その動物学者はカナダ政府に雇われて、カリブー（トナカイ）の生息数の減少の原因を調査していました。

カナダ政府はカリブー（トナカイ）が減少したのは、オオカミのせいではないかと推測していました。多くの困難を経て、その動物学者は、あるオオカミ一家の営巣地から池を隔てた地点に、キャンプを設けることにとうとう

成功しました。その一家のボスであるオスオオカミは、動物学者がポットのお茶を入れ替えているときに、耳をそばだて、注意深く視線を向けていました。2、3時間以上かけて、動物学者は自分のキャンプの周囲を囲むように小便をしていきました。動物学者がこうすると、ボスのオスオオカミは小走りで近づいてきて、2、3分の間に、動物学者が小便をしたその外側に小便をしました。このような行動は、あるメッセージを伝える行動でした。その動物学者は、オオカミに「小便をした範囲の内側は、こちらのテリトリーだ」と伝えており、そのオオカミは「わかった。でもその外側はこちらのテリトリーだ」と返事を伝えていたのです。

なぜ動物学者とオオカミはこのようなことをしたのでしょうか。人がオオカミに接近すると、双方の大脳辺縁系は恐怖という感情を生じます。この恐怖心が、互いの警戒心や恐怖心を減少させるような行動をとるように誘発したのです。テリトリーを確保し、テリトリーの境界線を受け入れることは、恐怖を減少させ、安全感を高めます。

もう1つ、もう少し身近に感じられるような人の例を挙げてみましょう。

　　長年にわたって、エレンとスザンヌは、トラウマの心理教育グループ・プログラムを一緒に行っていました。よくあることですが、2人には定位置がありました。エレンは黒板に向かって右側のイスにいつも座り、スザンヌは左側に座っていたのでした。その後、スザンヌにかわって、新しくポールがその役割を引き継ぐことになりました。エレンがグループ・プログラムを行う部屋に入ってきたとき、ポールは黒板の右側に座っていました。エレンはひどく不安な気持ちにおそわれましたが、そのまま空いている左側のイスのほうに行き、座りました。しかしとても居心地が悪かったので、イスにもたれてポールにこう言いました。「ポール、座る場所を交換しない？」。ポールは少しけげんな顔をしましたが、もちろん求めに応じました。エレンは「自分の」定位置のイスに座ると、すぐに落ち着きを取り戻しました。

人間もまたほ乳動物の一種です。ですから、自分のなわばりを決め、誰か

がそのなわばりに侵入してきたら、さまざまな不安や警戒心を抱くでしょう。次のような場合について少し考えてみてください。もしあなたのパートナーが、寝室のあなたがいつも使う側のベッドに寝ていたり、あなたの話している相手が話しながらあなたのすぐ近くにくっついてきたり、夕飯の食卓であなたがいつも座る場所に誰かが座っていたり、駐車場のあなたの区画に誰か他の人が車を止めていたりなどということがあったら、あなたはどのように感じるでしょう。一般的にはこのようなことが起きるとある程度不安やいらだちを覚えることでしょう。幸いなことに、たいていの場合、私たち人間の反応は、大脳辺縁系だけではなく、新皮質を通じて生じますので、侵入してきた相手に対して、オオカミのように身体的な攻撃を加えたり、歯をむき出してうなったりはしません。

　これらの脳の部分はすべて個体や種が生き残る確率を高めるためにあります。生存の確率を高めるために進化してきたわけですから。

　おおまかに言って、辺縁系の中のいくつかの重要な部分は次のページにあるイラストのような位置関係にあり、そしてそれぞれ、扁桃体、海馬、視床下部、脳下垂体と名づけられています。扁桃体は恐怖感の条件づけと呼ばれる現象において中心的な役割を果たします。条件づけという用語は、ある種の学習を示しています。それは「生存をおびやかす出来事や恐怖を引き起こす出来事による学習」です。こうした出来事というのは、たとえば、こぶしを振り上げて誰かが接近してくるといったような、外的に生じた出来事の場合もありますし、あるいは、悪夢を見ることやプレッシャーが増大すること、胸の痛みが増大したり、その痛みが左腕やあごなどへ広がったりすることなど、内的に生じる出来事である場合もあります。こうした恐怖を引き起こす出来事は、扁桃体を刺激し興奮させるのです。

　扁桃体は、視床下部にメッセージを送ります。視床下部は自律神経系のコントロールの中枢です。自律神経系には2つの系統があります。その1つの交感神経系は覚醒水準を高め、活性化を促します。もう1つの副交感神経系は覚醒水準と活性化を低下させます。私たちの身体の多くの部分と同じように、自律神経系に2つの系統があるために、活性化の水準が変動できるのです。上腕の前面の上腕二頭筋が収縮すると前腕が上がり、上腕の背面にある

第5章 身体的な影響——適応の失敗

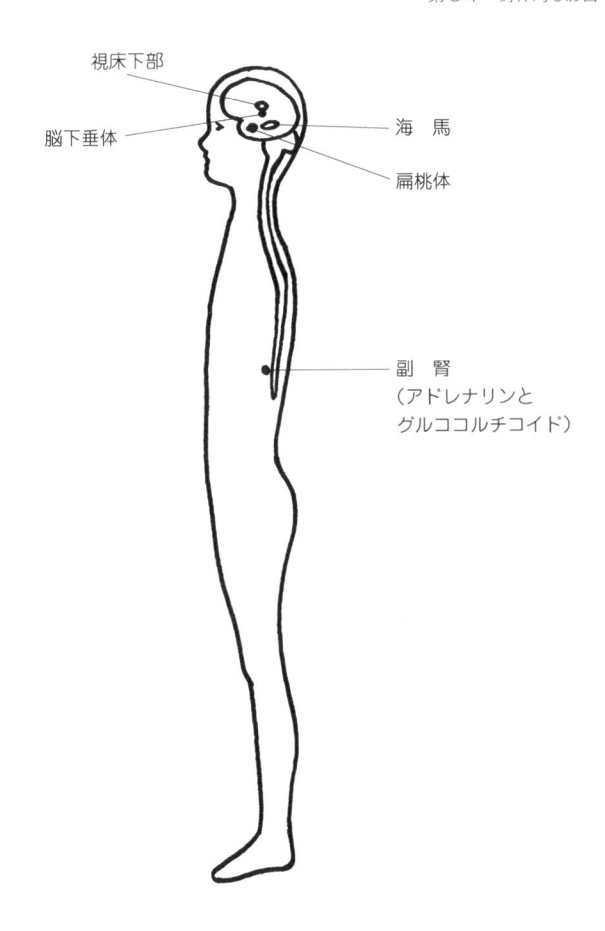

図中ラベル：
- 視床下部
- 脳下垂体
- 海馬
- 扁桃体
- 副腎（アドレナリンとグルココルチコイド）

上腕三頭筋が収縮すると前腕が下がるのと同じように（言い換えると、2つの拮抗的な筋肉のおかげで身体的動きが可能になるのと同じように）、自律神経系に2つの系統があるおかげで、生理的活性化の水準の変動が可能となるのです。活性化の水準は、環境的な要請と合っていることが理想的です。私たちはみな、単調で、眠りに誘われるような口調で話しながらスピーチをする人、つまり活性化の乏しい人の話に耳を傾けたことがあるかもしれません。また、手をふるわせて紙を持ちながら、声をふるわせ、息を振り絞って、何とかその内容がたどれるぐらいに話す人、つまり緊張して活性化しすぎている人の話に耳を傾けたこともあるかもしれません。たいていの課題を行う場合は、副交

69

感神経系と交感神経系の2つの自律神経の系統の間の適切なバランスをとることで、うまくいくのです。

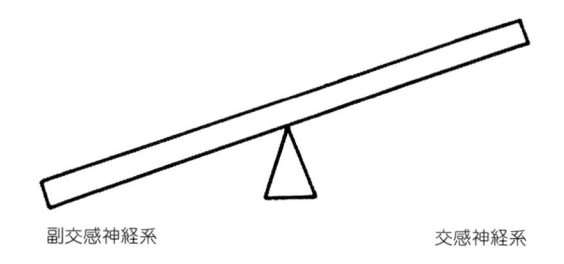

　　　　　副交感神経系　　　　　　　　　交感神経系

　漏斗と呼ばれる下垂体茎部分は、視床下部と脳下垂体とをつないでいます。もし口蓋が透明で脳のほうを見通すことができたならば、脳の基底部でぶら下がっている脳下垂体を見ることができるはずです。脳下垂体には2つの房、つまり仕切られた区画があります。1つの区画は、視床下部で作られたホルモンをたくわえています。このホルモンは視床下部から下垂体茎を通って、脳下垂体のその区画に垂れていったのです。脳下垂体のもう1つの区画は、脳下垂体で作られたホルモンがたくわえられています。ホルモンというのは化学物質で、このホルモンが放出され、血液の流れを通じて身体に循環するようになると、離れた場所にある身体器官に影響を及ぼすのです。これから取り上げていくことになる下垂体ホルモンは、副腎皮質刺激ホルモン（アドレノコルチコトロフィック・ホルモン）、またはACTHというものです。「アドレノコルチコ」というのは、副腎皮質を指しています。

　副腎は腎臓の上部にあります。副腎は、アドレナリンとグルココルチコイドを産出します。この2つのホルモンは適応的なストレス反応で中心的な役割を果たします。海馬には、脳のその他の部分に比べ、このグルココルチコイドの受容器部位がより多くあります。海馬は、即時的感覚体験を、より永続的な記憶に変換することを促進しています。記憶は海馬自体にたくわえられるわけではありませんが、海馬なしでは、私たちは新しい記憶をたくわえることがまったくできません。短期的には、グルココルチコイドが増加すると、海馬はより鮮烈な記憶を生み出すようになります。

　大量のアドレナリンがあなたの血流に放出されると、あなたは自分の身体

でどのような感じを受けるでしょうか（アドレナリンはホルモンの一種で、離れた器官にも影響を及ぼすことを思い出してください。アドレナリンに対して起きる身体上の変化がわかれば、どの器官がアドレナリンによって影響されるのかがわかるでしょう）。血流の中のアドレナリンに対して、私たちの身体のいたるところで多くの変化が起きます。

- 心拍と呼吸が増加します。
- 瞳孔が広がり、感覚が全般に鋭敏になります。
- 筋肉の緊張が高まります。
- 皮膚温度が下がるように感じられ、手のひらや足の裏が汗ばみます。
- 警戒心が強くなります。

　私たちの身体の血液量は一定で、その多くが心臓や肺、骨格筋、そして脳に向けて流れるようになります。それは、これらの器官はどれも激しい活動をするからです。

　私たちの身体の血液量は一定であるため、胃腸系の器官にくまなく流れ込む血液量は相対的に少なくなり、また皮膚へ流れる血液も同じく少なくなります。こうした変化は適応的なものです。身体表面の血管の血液量が少なくなれば、身体の表面で傷を負っても出血は少なくなるからです。「恐ろしくて、口の中がカラカラだった」というようなたぐいの言葉をあなたは聞いたことがあるでしょう。消化器系の各器官に流れる血流量が減少することで、唾液腺が作る唾液の量が減少し、口の中が乾いてべたつき、食べ物は胃の中で固まりのように感じられます。あまりにアドレナリンが多いと、吐いたり、尿や便をもらしたりするかもしれません。消化機能以外の身体機能を高める必要性のために、身体は消化器系の各器官を空にするのです。

　私たちの身体に起きるこれらの変化は、何をする準備なのでしょうか。

　1920年代から30年代に、生理学者ウォルター・キャノンは、「闘争か逃避か」反応の生理学的基礎について、私たちが持っていた理解をさらによりいっそう豊かなものとしました。またキャノンは、この力強い「闘争か逃避か」反応がいかに容易に誘発されやすいか、十分に認識していました。ある

例でこのことを見てみましょう。

　　　ロジータと私は、私たちのイヌが遊んでいるのを見ているところでした。ロジータは 2 匹のイヌを飼っていました。それはオスとメスで、どちらも大きく、45 キロ以上体重がありました。私のイヌは体重約 20 キロで、ロジータのメスイヌが大好きでした。この 2 匹がロジータの周りで遊んで駆けているうちに、私のイヌがロジータのひざに飛びつきました。するとロジータのオスイヌがすぐに歯をむき出しにして、うなりながら私のイヌのほうに飛び出してきました。私が覚えているその後の出来事は、私が部屋の反対側にいたことでしたが、どうして自分がそこに行こうとしたのか、どのようにそこに行ったのかは思い出せません。一方、ロジータが覚えているその後の出来事は、ロジータが 2 匹のイヌの近くに立ちふさがって、2 匹を引き離したことでした。ですが、そのようにした意図やどのようにそうしたかについてはやはり思い出せませんでした。このときの私の逃避反応を引き起こしたのは、大脳新皮質ではなく辺縁系だったのです。そして同様にロジータの闘争反応を引き起こしたのも、大脳新皮質ではなく辺縁系でした。

　凍りつき反応もまた、この視床下部 – 下垂体 – 副腎系列によって媒介されて起きていることがわかってきています。凍りつき反応では、筋緊張や心拍、感覚的鋭敏性、そして警戒心がかなり高まっています。この凍りつき反応状態は、私たちが子どもの頃にした遊び「だるまさんがころんだ」することに似ています。
　この交感神経系とその結果である「闘争・逃避・凍りつき」反応は適応的な可能性を持っています。おおざっぱに言うと、肉食動物と雑食動物は顔の前面に目があります。このような動物は高度に視覚的な動物であると言え、その視覚機能システムはとりわけ動きに対して敏感です。一方、草食動物は多くが顔の両側に目があり、そのため水平方向に広い視野を持つことができます。もし私たちが草原に静かに座っていたら、野生生物に気づくことでしょう。草原にいる野ウサギや野ネズミ、そしてシカなどに気づくかもしれませ

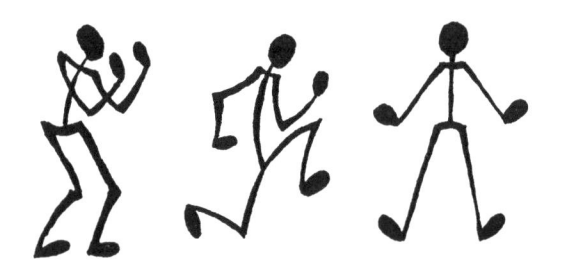

ん。これらの動物はみな顔の両側に目があり、草食動物です。また、空でゆっくりと旋回している、上昇気流にのっているタカを見たとします。もしタカの影を野ウサギが見つけたら、いったいどうするでしょうか。もしあなたが「凍結したかのよう固まる」と思ったなら、それは正解です。凍結したかのように固まった野ウサギは、生き延びやすくなります。なぜなら、タカは動かないものは見つけにくいからです。ネコを飼っている人には次のような例がわかりやすいでしょう。

　私は皿を洗っていました。すると私のネコ、クレオが捕まえたカマキリをくわえて持ってきて、床に落としました。クレオはじっとかがんでカマキリを見つめていました。カマキリは動きませんでした。数秒経ちました。カマキリが動き始めました。するとクレオは突然飛びかかり、また口にくわえました。このパターンは何度か繰り返されました。私はこう思いました。「クレオはサディストだな」。私はカマキリをつまみ上げて外に出て、木の枝にのせてやり、少し幸せな気持ちになりました。しかし後で調べたところ、クレオの行動は何らサディズムとは関係ないことがわかったのです。ほとんどすべての捕食する動物と同じように、クレオの脳の新皮質は動きを検知する感度がきわめて高くなっていて、捕らわれた動物の動きは、捕食反応を反射的に引き出していたのです。

科学者たちは最近もう1つ適応的である可能性のある反応を見出しました。それは、「ぐったり」反応です。自然場面で、生物学者はガチョウとキツネの行動を科学的に行動観察しました。

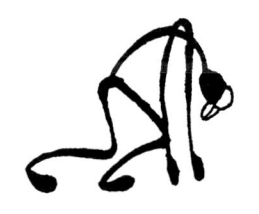

「ぐったり」反応
（一時的不動）

　ガチョウの群れは、離れたところから近づいてくるキツネに気がつくと、「逃避」します。ガチョウが、かなり接近したキツネに気づいた場合には、「凍りつき」ます。キツネがさらに接近してくる場合には、そのガチョウは「闘争」態勢に入り、くちばしでつつき、足でひっかこうとするでしょう。そしてもしキツネがガチョウを口で捕らえたならば、ガチョウはこの「ぐったり」反応を示す場合が多いのです。この「ぐったり」反応は、凍りつき反応とはまったく違います。筋肉はゆるみ、目はどんよりし、心拍は遅くなります。これはアドレナリンの急激な増加である凍りつき反応とはまさに正反対です。「ぐったり」反応になったガチョウは、凍りつき反応や闘争反応を示し続けたガチョウに比べ、約３倍生存する可能性がありました。キツネは捕食動物であり、ハイエナのように死体をあさる動物ではありません。実際キツネはそのガチョウを殺しているわけではないのですが、死んだように見えると、ガチョウを口から離し、次の場所へと動くことがあるのです。数分後、キツネがその場から遠ざかると、ガチョウは通常の意識状態になり、飛び立ちます。

　「ぐったり」反応は、生体内のオピオイド、たとえばエンドルフィンやエンケファリンによって生じていると思われます。これらのオピオイド物質は、生体内で産出された鎮静剤、あるいは麻酔剤のような物質です。これらの物質にはさらに、鎮痛（痛みを抑制する）作用もあり、生命にかかわる状況に置かれた場合に役立つ自然の恵みの物質なのです。

　もし私たちがここでこうした反応についてわかりやすく説明できているならば、神経生理学的に作動している「闘争・逃避・凍りつき・ぐったり」反応の持つ、この上なく重要な適応的な価値を認識できることでしょう。これ

らの反応は、危機を脱するために進化してきた反射なのです。私たちは自分の反射反応を止めることはできませんが、誘発されていったん起きてしまった反応にどう対処するのかということは学習できます。このようなことのために、私たちは辺縁系だけでなく複雑な新皮質を持っているのです。

　このような反応システムがどのように働いていて、どのように適応的であるのかをさらによく理解できるように、ある事例を簡単に見てみましょう。

　　イヴァンは、のどがかわいて、カフェラテを飲みたいと思いました。車に乗り、シートベルトを締め、一番近いコーヒーショップに行こうとしました。その途中、急ブレーキの音がし、反対車線を走行していたトレーラートラックのタイヤがパンクし、そのトレーラーが車線を蛇行し始めたのを目にしました。彼の目はこの情報を脳に送ります。これは生命をおびやかす出来事であるので、扁桃体は活性化し、視床下部にメッセージを送ります。そして視床下部は下垂体にメッセージを送り、副腎皮質刺激ホルモン ACTH が血流に放出されます。ACTH が副腎に到着すると、副腎は ACTH によって刺激を受けてアドレナリンとグルココルチコイドを放出するように促されます。イヴァンは「闘争・逃避・凍りつき」反応態勢に入り、グルココルチコイドの刺激によって海馬は鮮明な記憶をたくわえるようになります。

　このとき、イヴァンが「闘争」モードに入ることはほとんどなさそうです。つまり、アクセルを踏み込んで、トラックに突進していくということはまずないでしょう。イヴァンはハンドルを切って「逃避」しようとするかもしれません。あるいは「凍りついて」、ブレーキをかけ、その場に止まるかもしれません。逃避と凍りつきのいずれの反応をとるにしても、あまり意識して考える必要はないはずです。それは反射的なはずです。この状況における逃避あるいは凍りつきの反応は、適応的なものなのです。これらの反応は、いずれも衝突の可能性を減少させますし、凍りつきの反応ならば、衝突がもし起きた場合でも、その衝撃の影響を緩和することになるでしょう。

　しかし、もしあなたのいる近隣の地域では自動車からの銃の発砲や強盗な

どの危険性があるのに、安全な地域に引っ越すほどのお金の余裕があなたにはない場合はどうでしょう。また、たびたび親がかんしゃくを爆発させるという危険な事態が続いている場合はどうでしょう。闘うことが助けとなるでしょうか。おそらく闘うことは事態をより悪化させることになるでしょう。では、逃げることは助けとなるでしょうか。あなたが自分自身で働いて稼ぐ力がまだない子どもなら、その状況から逃げることは助けとはならないでしょう。では、凍りつくことは助けとなるでしょうか。凍りつきはたまには役立つかもしれませんが、いつもというわけではないでしょう。

では、危険があなたのこころの中にあるとしたらどうでしょう。それは、私たちが第3章で取り上げたような、悪夢やフラッシュバックやその他の侵入的症状を繰り返し体験するということです。こうした侵入体験に対処するために、あなたはどのように反応するでしょうか。闘争・逃避・凍りつき、あるいは、ぐったりして動かなくなるでしょうか。

このように、適応的なはずの反応システムがうまく働かない状況が、現在では数多く存在することはもうおわかりでしょう。つまり、私たちは適応的な行動に結びつくことがないまま、たびたび交感神経系を興奮させて喚起させています。このような事態は脳に少なくとも2つの点で強い影響を及ぼします。第1に、敏感化と興奮化の過程は扁桃体で起きます。このことは、扁桃体のニューロンの発火の閾値がより低い段階で起こることを意味します。つまり扁桃体が強い反応を起こしやすくなり、交感神経の過程全体も発動しやすくなります。こうして、交感神経が発動するには危険性が100％明確にそこにある必要性があったのに、次第に80％の危険性でも、さらには40％の危険性でも発動することになっていきます。これが10：90反応の神経生理学的基盤なのです。10：90反応では、現在の現実の中の10％だけが過去のトラウマに似ているにすぎないのに、トラウマが現在へと突然躍り出て、実際には外傷的出来事は存在していなくても、外傷的出来事がそのまま今一度起きているかのように私たちは反応するのです。この章の最初に触れたように、これはあたかも私たちの扁桃体がこう言っているかのようです。「これから大いに活動しよう。今とても危険な世界にいるのだから。これからはもっと注意深く、警戒的になろう。危険な兆候を見逃して、不意をつかれな

いように」と。この敏感化の過程はまた、過剰警戒性や極度の驚愕反応にもつながり、このためさらにトラウマにさらされやすくなるのです。

　第2の過程は海馬の変化にかかわるもので、この変化は視床下部－下垂体－副腎系が繰り返し過度に活性化する結果、生じます。短期的には、グルココルチコイドの分泌量が高まると、新しい記憶をたくわえる海馬の機能が向上します。ですが、グルココルチコイドの分泌量の増大がたび重なると、海馬の細胞が萎縮していきます。この萎縮過程は、海馬のニューロンがさらに損傷を受けるのを防ぐのに役立っているのかもしれません。グルココルチコイドの分泌量がたびたび高まることが続く場合には、海馬の中のニューロンに死滅するものが現れます。いずれにしても、新しい記憶をたくわえる能力が低下していくのです。このような理由から、記憶があいまいであったり、不明瞭であったり、とても断片的であったりした場合、トラウマの記憶の正確さには注意が必要なのです。記憶の欠落や不一致は抑圧のせいである可能性もありますが（すなわち、あまりにも痛ましいものであるために、その記憶は無意識的に抑圧され押さえ込まれている可能性もありますが）、くわしい記憶自体がそもそもない可能性もあるのです。とりわけ外傷的出来事がずいぶん前に起きた場合やかなり幼少期に起きた場合には、その記憶は、おそらくかなり断片的なものでしょう。たとえば催眠など、記憶を検索する技法を利用すれば、より完全な記憶を構成できるかもしれません。しかし、そのように構成された記憶の正確さについて、記憶内容自体から判断することは困難です。もし正確な出来事の記憶を知りたい気持ちが強くあるならば、何らかの探究的な取り組みをする必要があるかもしれません。たとえば、その問題の出来事についてくわしく知っていそうな家族の誰かに話を聞いてみるといったことです。しかし、私たちは、他のたいていのセラピストと同様に、トラウマについて無理に思い出すように強いることはせずに、思い出せることについてだけ取り組んでいくように促すことにしています。

　交感神経系の過剰な興奮が海馬と記憶力について永続的な悪影響を及ぼす可能性があることは、確かに懸念の元となります。しかし、ストレスの及ぼす悪影響の可能性についてより多くのことがわかってきているのとまったく同じように、脳の回復する力についても多くのことがわかってきています。

たとえば、扁桃体の過敏化の過程と海馬の細胞のダメージの過程は、可逆的である可能性があるという朗報があります。かつて私たちは脳のニューロンにはDNAの複製や分裂をする能力がない、つまりいったん脳細胞を失ったら二度と戻らないと考えてきました。しかし、複数の研究によると、海馬の歯状回と呼ばれる部分やその他の脳の領域においても、細胞の再生が生じていることがわかってきています。

　敏感化とニューロンのダメージを食い止めるカギとなるのは、そしてこのような過程を元に戻すカギになるのは、視床下部 - 下垂体 - 副腎系の活性化の繰り返しを止める方法を見つけ出すことです。言い換えれば、目標は、過去のトラウマの現在への侵入だけでなく、現在進行中のトラウマに遭遇することを減少あるいは理想的には排除することです。このことを実行するのは簡単なことではありませんが、不可能ではありません。たとえば抗うつ薬が神経の成長要因を促し、敏感化の過程を回復させ、ストレスに対する打たれ強さを導くことがわかっています。こうしたことについては、第11章の治療についての説明のところで触れる予定です。

　敏感化とニューロンのダメージを食い止め、そしてこれらの過程を元に戻すもう1つのカギは、アルコールなどの物質の乱用を慎むことです。トラウマを負った人が、侵入的症状を止め、静めようとしてアルコールやドラッグに手を出すというのは理解できないことではありません。しかしあいにくなことに、たびたびアルコールなどを乱用すると、扁桃体の敏感化過程と海馬の細胞死の悪化につながります。したがって、アルコールなどを控えることが回復の重要な要素となります。

　たび重なる交感神経系の過剰な喚起が身体全体に及ぼす影響として、もう1つ気をつけておくべきことがあります。アドレナリンは多くの器官に影響を与えます。アドレナリンは、過敏性腸症候群や胃腸の潰瘍など消化器系の状態を悪化させ食欲不振につながったり、緊張性頭痛や筋肉痛や関節痛の原因にもなったりします。また、これらのストレスに関連した症状は、診断可能な疾病というほどではないことも多く、そのため、医師から「あなたの症状は病気とは言えません」などと告げられ、あなたは心外に思うかもしれません。そのため、治療すべき疾病にまでその症状が進んでいる場合でも、そ

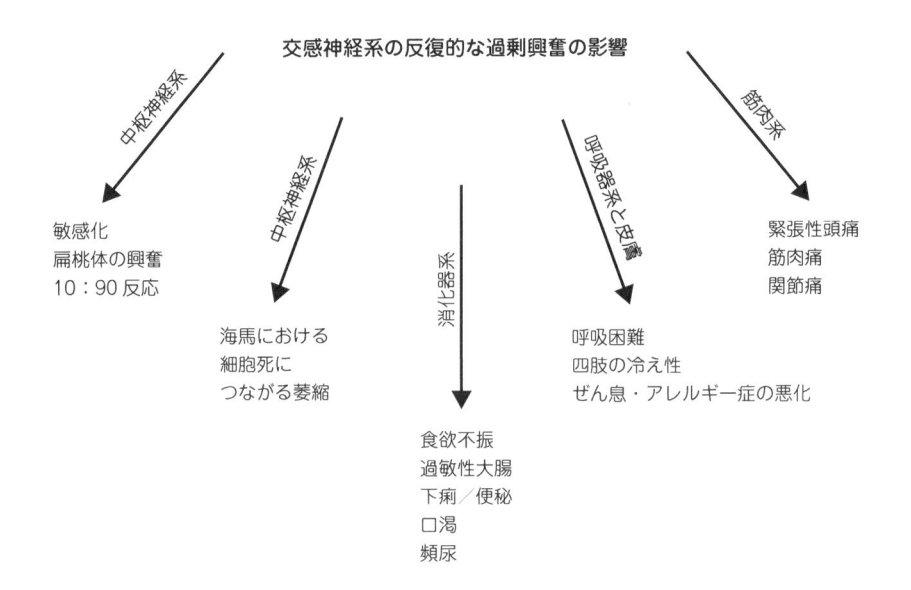

交感神経系の反復的な過剰興奮の影響

中枢神経系
敏感化
扁桃体の興奮
10：90反応

中枢神経系
海馬における
細胞死に
つながる萎縮

消化器系
食欲不振
過敏性大腸
下痢／便秘
口渇
頻尿

呼吸器系と皮膚
呼吸困難
四肢の冷え性
ぜん息・アレルギー症の悪化

筋肉系
緊張性頭痛
筋肉痛
関節痛

うした症状をたいしたことではないと放っておくようになる危険性があります。もしあなたが幸運にも信頼を置ける医師など医療従事者に出会えたなら、その人にあなたが過去にトラウマを受けたことがあることを伝え、また治療を受けているトラウマに関連する精神的症状があるならそれも伝えてください。こうしたことを知ることで、医療従事者は、見立てを適切に行い、その際にトラウマ関連要因を考慮に入れられるようになります。そしてさらに精密検査を受けることや「症状は気のせいですね」などと言われるようなことを避けやすくなります。あなたの症状は確かに文字通りの意味で、あなたの頭と身体で起きているものではありますが、これまでこの章で説明してきたように、それは通常言われる「気のせい」という場合とは、まったく違っているのです。

自習用の問い

1. 過去のトラウマを突然再体験したせいで、「闘争・逃避・凍りつき」反応に関連する何らかの身体的な変化をあなたは経験したことがあるでしょうか。

---

2. もしそうであるなら、自分自身を落ち着かせ、なだめる健康的な方法をあなたは見つけ出せているでしょうか。また、他の方法も試せないでしょうか。

---

3. ストレスに関連した身体症状が自分にあるということはないでしょうか。もしそうであるなら、それはどんなものでしょうか。

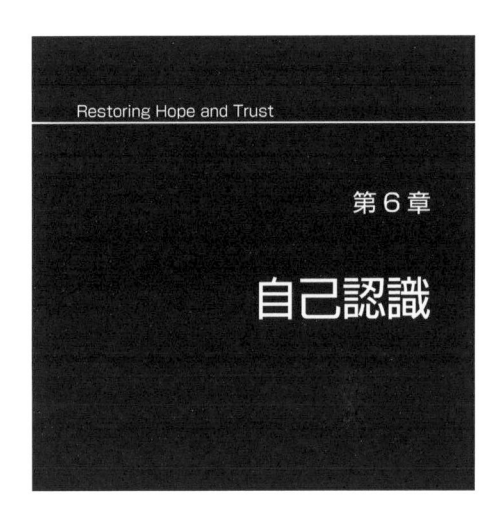

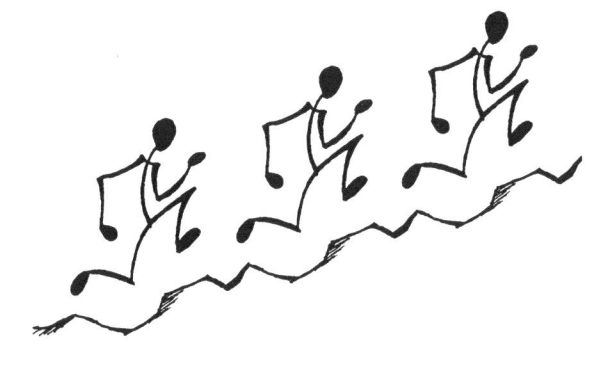

Restoring Hope and Trust

第6章

自己認識

マインドフル・エクササイズ

　両足を床につけて、イスに緊張することなく、しかししっかりと腰かけてください。腹式呼吸でゆっくりと息を吸い込みゆっくりと吐いてください。呼吸をしながら、目に入る３つのものに注意を向けてください。たとえば、壁、絵、窓、人、家具の１つです。また呼吸をしながら、耳に聞こえてくる３つのものに注意を向けてください。たとえば、テレビ・ラジオ、外の鳥のさえずり、自分の息づかいの音です。さらにまた呼吸をしながら、体感できる３つのものに注意を向けてください。たとえば、イス、床、テーブルに置かれた腕、空腹感などです。そして、もう一度ゆっくりと深く呼吸をし、自分の周りにあるものについてしっかりと意識するようにしてください。あなたのさまざまな感覚を通して体験されるものに注意を向けてください。こころの中で認識しながら、あるいはこころの中に書きとめながらです。このマインドフル・エクササイズは、過去の外傷的な出来事のつらい記憶や、今後起こりそうな出来事への心配に対処する場合にも、役立つでしょう。マインドフルであることによって、現在にしっかりと根づくことができるようになります。

これまで私たちは、過去のトラウマが現在にもたらす波及的な悪影響を、侵入的記憶や身体や10：90反応の観点から見てきました。この章では、過去のトラウマが現在の自己認識や自己感覚に及ぼす悪影響について取り上げていくつもりです。私たちの自己認識に、過去のトラウマが現在及ぼしている影響を認識することは重要なことではありますが、おそらくなおいっそう重要なのは、私たちの自己認識には、トラウマだけでなくその他の多くの要因が関連していることを認識することでしょう。これから、自己認識（アイデンティティ）の形成に貢献する3つの要因について説明するつもりです。その要因とは次の3つです。

①生物学的／遺伝的要因
②社会的影響
③出身家族

生物学的影響

　まず生物学的要因から始めましょう。生物学的な自己は、私たちがこの世界に登場する際に担う基本的な性質を通じて私たちを規定します。自分がどんな人間であるかという感覚に影響を与える、私たちが生まれつき持っていることにはどんなものがあるでしょうか。この質問について、1、2分かけてじっくり考えてみてください。次に挙げるのは、その回答として考えられるもののほんの一部です。

- 性別
- 人種
- 身体的な性質（たとえば身長、皮膚の色）
- 気質
- 才能や資質
- 病気になりやすさ（たとえばアルコール依存症、抑うつ）
- 知能

私たちは、これらすべての要因が自己感の発達にどのように重要な役割を果たしているかを認識することができます。もし私がIQ135で身長が155センチのアフリカ系アメリカ人の女性であるとするならば、IQ135で深刻な失読症を持つ身長190センチの白人男性である場合に比べ、そのアイデンティティ感覚はきっとかなり違ってくるでしょう。当然、私たちの持つ遺伝的特性は、私たちに対する他の人たちの反応の仕方やコミュニティの中での私たちの立場に影響を与え、私たちの社会的自己と相互作用をします。たとえば、私は地域での少数派に属するでしょうか。私は地域の周囲の多くの人々に比べてかなり違って見えるでしょうか。私の知能は明らかに周囲の人たちとは違っているでしょうか。自分が周囲から浮いているように感じることは、不安へとつながります。次の例がその説明となるでしょう。

　デメトリアは、アメリカ北東部の州で育ちました。彼女の育った地域には、民族的にも人種的にもいろいろな人がいましたが、イタリア系やギリシャ系、そして中東系の人々が多数を占めていました。デメトリアは、アメリカ中部のカンザス州に引っ越しをして間もないうちに、友人とカンザス大学のフットボールの試合を見に行きました。その日はすばらしい秋晴れであったにもかかわらず、デメトリアは不安を覚え、落ち着かない感じがしました。周りを見渡してみて、やっとその不安の理由がわかりました。その競技場に来ている観衆の大半の人の髪の色はブロンドで、肌は白く、身長も彼女よりずっと高かったのです。デメトリアは以前暮らしていた地域とは違って、ここでは身体的な特徴や外見という点で少数派になっていました。

社会的要因

　次に、自分がどんな人物であるかについての感覚の発達に影響を与える社会的要因についても検討してみましょう。あなたは、社会生活を送る中で出会う人々や、あなたの暮らしている地域や集団の中の人々によって形成され、影響を受けます。とりわけ、あなたが親近感を覚え同類だと思っている人々

によってです。しかし、トラウマによって、あなたは家族以外の他の人たちからは、孤立してしまっていることも少なくありません。ですが、あなたが学校に入学したとき、あなたの技能や才能に教師やコーチが気づいて、あなたのその天賦の才能を伸ばそうとすることがあります。では少しの時間、あなたの自己認識に影響を与えた、これまでの生活や社会的要因について振り返ってみてください。次に挙げることも、やはり、あなたの社会的自己に影響を及ぼすと考えられるものの一部です。

- 社会経済的地位
- 居住地の地域環境（たとえば都市部か、郊外か、農村部か。あるいは、どのような地方か）
- 信仰している宗教
- ひいきにしているスポーツチーム
- 所属しているクラブやサークル
- 教師との関係

　ジョージア州の農村部で生まれ育つことは、ニューヨーク市で生まれ育つことに比べ、まったく違う自己感の発達につながることは容易にわかることでしょう。地域の中でもっともまずしい家庭で育つのと、もっとも豊かな家庭で育つのとでは、どのように自己感が変わってくるのか考えてみてください。また、あなたの関心や資質に気づいて認めてくれた特別な教師がいたということが、あなたの自己認識や自己感にいかに大きな違いを生んだかということについても考えてみてください。

　次に挙げる例は、私たちの持つ、物事を認識する際の考えの枠組みが、いかに社会的要因によって強く規定されているかを示すものです。当然こうした社会的要因が私たちの自己認識（アイデンティティ）にも影響します。

　　リンダはペンシルベニア州南西部のある小さな町で育ちました。その
　　地域には主に中流下層階級の人たちが暮らしていました。貧困層の人や
　　富裕層の人たちもいましたが、さほど多くはいませんでした。リンダは、

ペンシルベニア州北東部のある小さな私立大学の大学院修士課程に進み、引っ越しをしました。リンダは学費を稼ぐために、大学では学部生の授業のティーチング・アシスタント（授業助手）をし、収入を得ていました。その大学の学生は、週に1度、夕食に教員を招くことができました。1人の学部生がリンダを寮の夕食に招待しました。リンダは食堂で、リネンのテーブルクロスがかけられた丸テーブルの上に布のテーブルナプキンが置かれていたり、革張りのイスが置かれていたりするのを見て驚きました。食事は、並んで食べ物をカウンターから受け取るキャフェテリア形式ではなく、好きなものを好きなだけ選べるビュッフェ形式でした。食事の後、学部生は、寮の部屋がどのようなものであるかを見せるために、リンダを自分の部屋に案内しました。そこでもまたリンダは、その部屋が居心地がよさそうで、まったく寮らしくないことに驚きました。その学部生のドレッサーにはフォトフレームが置かれ、そこには何人もの10代の女性が素敵なフォーマルなドレスを着て写っている写真があるのにリンダは気づきました。リンダが「この写真は高校の卒業記念パーティーのときの写真なの？」と尋ねました。するとその学部生は「そうではなくて、カミング・アウト・パーティー（社交界デビューのパーティー）のときの写真なんです」と答えました。学部生は気を使って小声で教えてくれたのですが、リンダはそれを聞いてこころの中でこう思ってしまったのです。「えっ、なんてことなの。富裕層の人たちは、何て偏見がないのかしら。自分の娘が同性愛であることがわかったら、そのためのパーティーを開くなんて」と。リンダが育った社会階層では、社交界デビューのパーティーという考え自体がなく、そのためリンダにとって、「カミング・アウト」という言葉には単に「同性愛であることを告白する」という意味しかありませんでした。「カミング・アウト」という言葉に、「社交界へのデビュー」という意味があることはまったく知らなかったのです。

　もう1つ、才能を見出して育ててくれる教師がいなければ、永遠に発見されなかったかもしれない、ある生徒の才能の例を挙げてみます。

シャキーラは、自分に芸術的な才能があるなどと気づくことのないまま小学校6年生になっていました。しかし、彼女が中学1年のときの美術教師が彼女の技能と才能を認め、彼女の芸術的な側面を伸ばし始めてから、自分の才能に目覚めました。美術教師は、シャキーラに作品を展覧会やコンクールに出すようにすすめました。そして実際、その多くで入賞できたのです。シャキーラはさらに多くの美術の授業をとり、絵を描き続け、賞をもらい、奨学金を獲得し、芸術を愛するようになりました。ある教師が彼女の才能に気づくまでは眠っていた才能を、開花させていったのです。

出身家族の影響

　私たちは、出身家族によって、幼少期から影響を受けてきます。このような体験はまた、私たちの自己感に影響を与えます。自己感とは、自分がどんな人間であり、自分の周りの世界をどのように見るかということです。子どものときにどのように扱われてきたかということは、自分自身についてどう思うかということに加えて、自分自身についてどのように感じ、考えるのかということについても影響を与えます。私たちは生涯を通じて、基本的な自己感を学び、そして保っていきますが、基本的自己感は容易に変化しませんし、変化のためにはかなりの時間が必要となります。私たちの体験のほとんどにはよい面と悪い面とが混在しているものですが、このような体験は、私たちが自分自身について持つ「自分がよいものであるという感覚」、そして「自分が悪いものであるという感覚」に影響を与えます。

　もしあなたの養育者が、悪い体験のほうがよい体験よりも重要であると考えるような環境で育ってきたなら、私たちに対してもよい体験を見過ごしがちになるでしょう。そして私たちは、養育者から、自分自身についてのよいメッセージよりも、悪いメッセージを受け取るはずです。私たちは、それらの悪いメッセージを、言葉によって、あるいは態度によって受け取るのです。

　こうした考えを問い直すようなことがない限り、成長につれて、こうした自己感覚も成長していきます。そして私たちの自己感覚は「自分は悪い存在

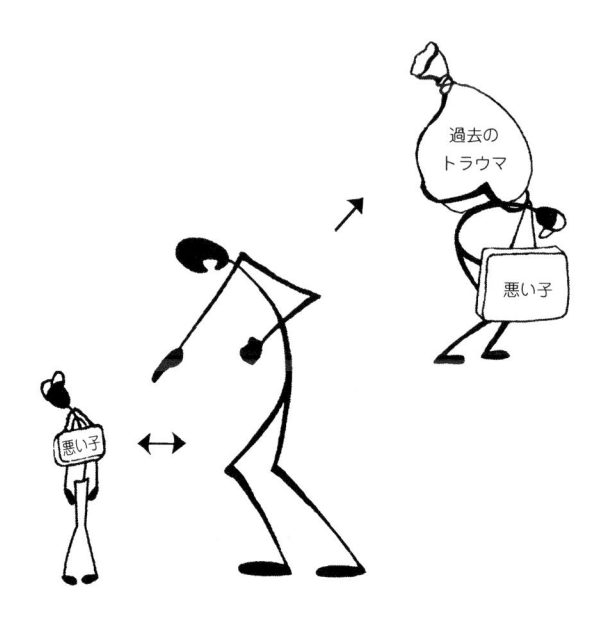

だ」というままであり続けます。あなたも「自分は悪い存在だ」という感覚を持っているかもしれませんし、または自分の「悪さ」や「だめさ」を違う形で言い表しているかもしれません。たとえば次のような表現です。

- 「私はばかだ」
- 「悪いのは私だ」
- 「私はかわいくない」
- 「私はみっともない」
- 「私は間違っている」
- 「私は取るに足らない人間だ」
- 「私は役立たずだ」

これらの自己感覚は、自分自身についての根本的な真実のように感じられることがあります。私たちは自分のだめさや悪さを、まるで身長や人種と同じように不変なものとして、私たちという存在の中核にあるものとして感じるのです。私たちのクライエントの多くが私たちに次のように言っています。

第6章　自己認識

「自分には生まれつき『自分が悪い存在だ』『だめな存在だ』という感覚があったと思う」と。しかし思い出してほしいのは、このような「自分は悪い（だめな）存在だ」という感覚や考えや信念は、学習されたものであるということです。このような感覚や考えや信念はかなり長い間、あなたの一部であり続けてきたかもしれません。しかし、「悪さ」や「だめさ」というものは、生物学的な自己にはない特性なのです。

　新しい体験を学習し、受け止めることを拒まずにいられた場合には、信念が問いただされる機会が生じます。自分が生まれつき悪い存在であるという古い信念は、問い直される必要があります。トラウマに対する責任の所在は、適切なところに帰属され直さなければなりません。新たによい体験を重ねていき、自分自身についての肯定的な考えを加えていき、自分が悪い存在だという考えを縮小し後退させていくことに焦点を向けていく必要があります。

　また、他の人たちがあなたについて肯定的に評価して好感を抱いていると

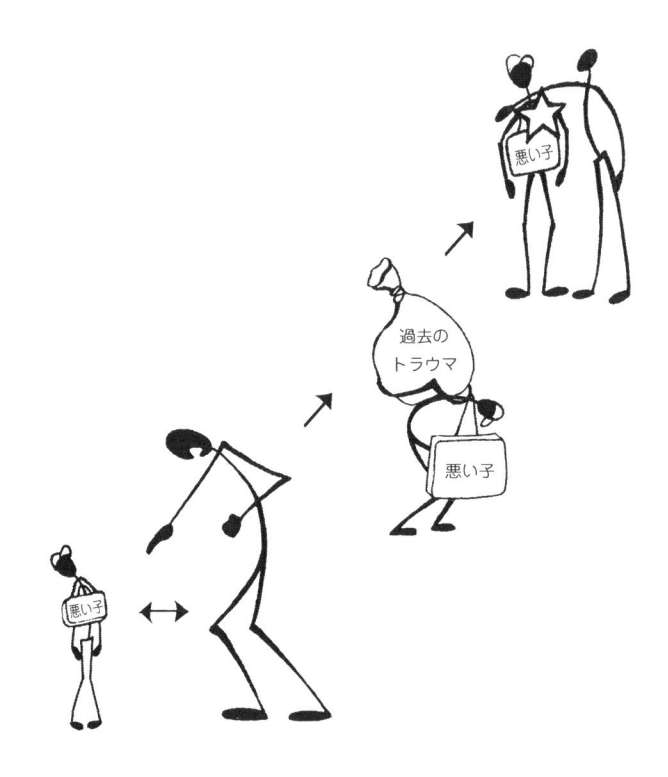

言ってくれることがあるかもしれません。しかし、その場合でも、あなたは、その人たちは本当の自分のことを知らないからだと考えて、その言葉を無視するかもしれません。しかし、他の人たちは、私たちが自分自身を見る以上に、正確に私たちのことをとらえていることが多いのです。トラウマは、かなり不正確な自己認識を導くことがあるのです。私たちは、自分についての考え方を問い直し、新たな見方をし、認識を改めることを学習することができます。私たちはメンタライズすることを学習することができ、自分自身について持っている信念は、主観的な考えであり、その多くは幼少期にできてしまったものであると気づくことができます。私たちが自分自身について抱いている考えは、必ずしも絶対的な真実であるというわけではありません。それは、私たちが他者に対して持つ考えが絶対的な真実ではないということとまったく同じことです。私たちが自分について持っているこれらの主観的考えは、生涯にわたって検証そして再検証されていかなければなりません。何度となく、新しい体験や新しい考えが肯定的な自己感に加わっていくのです。

　しかし、あなたは「そんなことは不可能だ」と考えているかもしれません。確かに、不可能ではないにしても、かなり難しいことは事実です。小さな変化でさえも難しく、その変化を保つことも容易ではないのです。では、なぜ自己感を変化させることは難しいのでしょうか。次に、変化のもたらすジレンマと、そのジレンマにどんな意味があるのかを見ていくことにしましょう。

　自分についての数多くの否定的な信念と、ある懐疑的な考えが存在していて、自分自身について肯定的な感覚を持つことを妨害していることがあります。次に示すようなこの悪循環のサイクルを理解することができるでしょうか。

- 自分についての何らかの肯定的な好ましい点に関してほめられたり、認められたりすると、不安や罪の気持ちがわいてきたりすることはありませんか。
- もし自分自身について肯定的な感覚を持つと、何か悪いことが起きる危険が大いに高まるのではないかと、不安になることはありませんか。

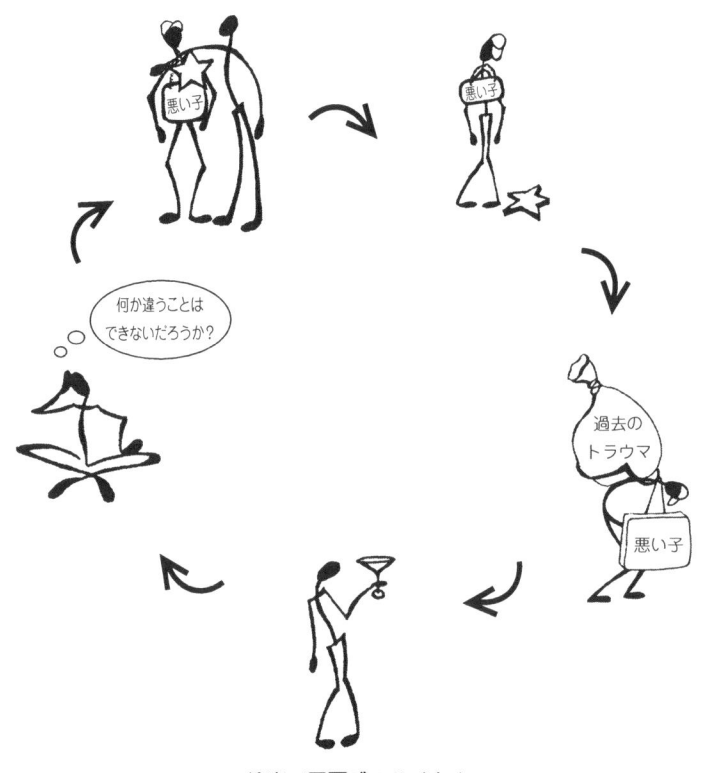

愉楽／罪悪感のサイクル

- あなたは、自分は楽しい思いをするに値しない人間であるとか、よい思いをするよりも、自傷行為や非難によって自分を罰する必要があるなどと感じたりはしていないでしょうか。

これまでとは何か違うように考えたり実行したりすることを通じて、小さな変化をもたらし、このことによってスタートをするというように思い描いてみてください。否定的な自己説明から、中立的な自己説明に変えてみるということはどうでしょう。たとえば、「私は悪い存在だ」から、「今のところ私は大丈夫だ」へ、あるいは「私はいつも悪いわけではない」へと変えていくのです。「私は悪い存在だ」からいきなり「私はよい存在だ」という自己

感へと一足飛びに変化させようとしているならば、そのような急激な変化は大きすぎるかもしれません。それは極端であり、あなたの考え方・感じ方からすれば、まったく異質なものです。いったい完全によい人などいるのでしょうか。そんな人はいないのです。

　ゆっくりと少しずつ着実に「自分は大丈夫だ」あるいは「自分はよい存在だ」というような認識に近づくようにしてください。たとえば次のようにです。

- 「私はプロジェクトのしめきりに間に合うことができた」

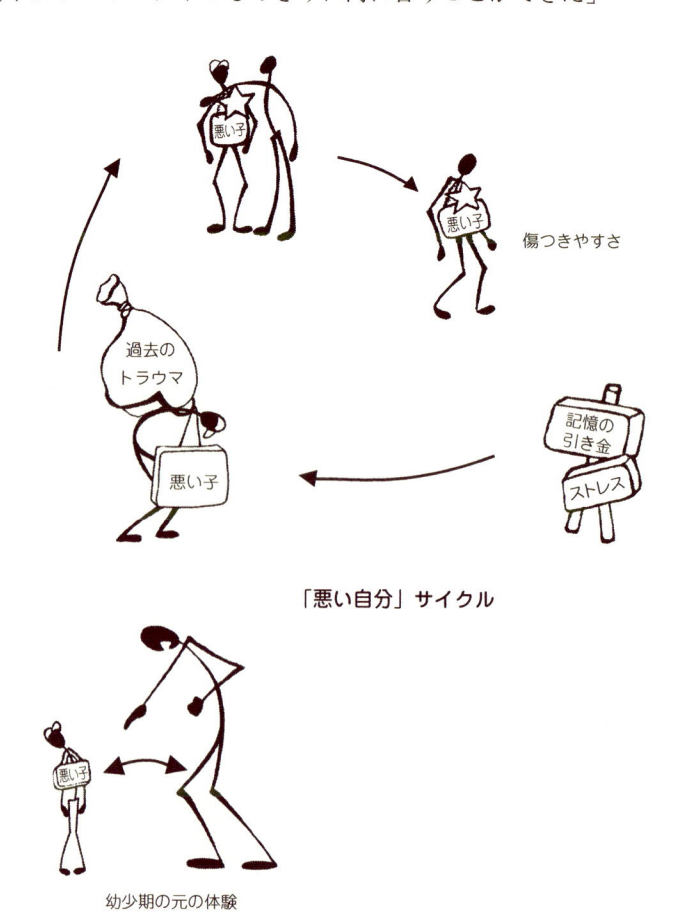

「悪い自分」サイクル

幼少期の元の体験

- 「私の瞳はいい感じに青みがかっている」
- 「サリーは私と今日一緒にいて、本当に楽しかったようだ」

 あなたが「自分は悪い存在だ」という否定的な自己感や考えや信念を問い直し始めたとき、あなたを傷つきやすくさせてきたものや、不安にさせてきたものを検証していることになります。このような変化や検証の過程は繊細なもので、もしその過程で、さらにトラウマや喪失や激しい対人ストレスに不幸にも出遭うようなことがあれば、たぶんいとも簡単に元の「自分は悪い存在だ」という感覚に舞い戻ってしまうことでしょう。

 自分についての肯定的なフィードバックを取り入れ、自分についての否定的な説明を少しずつ肯定的に書き直していくこの過程は、何らかの批判やストレスに出遭えば簡単に「自分は悪い存在だ」という感覚に戻ってしまうだけに、何度も何度も繰り返して、自分についての感覚を学習し直していく必要があります。セラピストとともに自己感覚を明確化し、問い直し、そして勇気づけるよう取り組むことも、きわめて役立ちます。急がず、無理なく、やりやすい程度に、何度も取り入れていってください。

自習用の問い

1. あなたの自己感覚に影響を与えている生物学的要因は何でしょうか。肯定的な面と否定的な面の両面を挙げてみてください。

---

2. 現在の自分のあり方についての感覚に影響している、家族的要因以外の社会的要因にはどんなものがあるでしょうか。特に肯定的な面を挙げてみてください。

---

3. あなたが現在も持っている「自分は悪い存在だ」という感覚に影響を与えている、子どもの頃に受けたメッセージにはどんなものがあるでしょうか。

---

4. ゆっくりと少しずつにせよ、あなたが受け入れるよう努力できそうな、現在の自己の肯定的な側面にはどんなものがあるでしょうか。少しずつ自分のものになってきつつある肯定的な側面を、少なくとも4つ挙げてください。そしてそれらを信じるようにしてみてください。

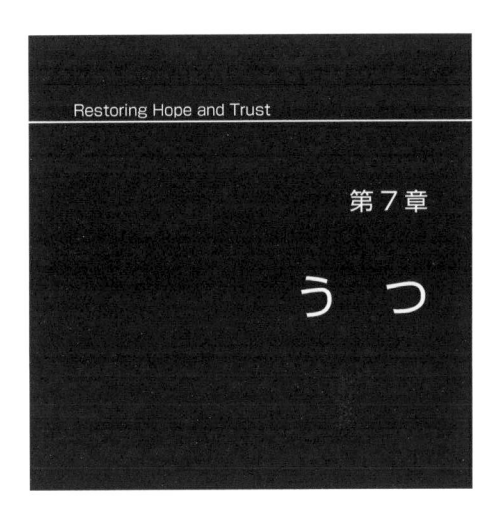

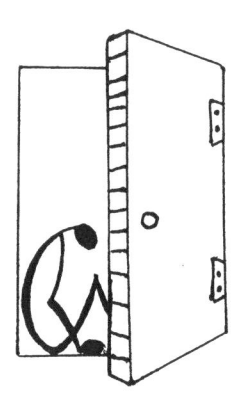

Restoring Hope and Trust

第7章

うつ

マインドフル・エクササイズ

　このエクササイズは、その瞬間に、ある1つのことだけをすることに関するエクササイズです。このエクササイズの準備のために、何か飲み物を用意してください（もちろんアルコールの入っていないものです）。1杯の水か、ジュースかハーブティーがよいでしょう。両足を床につけて無理のない姿勢で腰かけ、自分の息に意識を向けてください。息の仕方を変えるために何かをする必要はありません。ただ息に注意を向けるだけでよいのです。もし気が散り始めたのに気がついたら、おだやかに気持ちを現在の瞬間に向け直してください。飲み物を手に取ってください。グラスあるいはマグカップの感触に注意を向けてください。そしてさらに、形や素材感や温度の感覚についても注意を向けてください。目を閉じ、その飲み物の香りをかいでください。急ぐことなく、その感じられたものに快を感じられるようにしてください。その飲み物を一口だけ口に含み、その味や温度を感じ取り、さらに口の中や飲み込むときにどんな感じがするかを感じ取ってください。このような一連の過程を、気持ちが落ち着き、集中できるまで繰り返してください。

外傷的出来事への遭遇がもたらす、もっとも一般的に見られる精神的障害は、心的外傷後ストレス障害（PTSD）だと思われがちです。ですが実は、うつ症状が、こうした場合に、もっとも起こりやすいものなのです。うつは、きわめて高い頻度で見られる精神障害で、アメリカ合衆国では女性の約20％以上の人が、そして男性では約10％以上の人が罹患しているとされています。そしてうつが、重大な、身体的・社会的・職業的な機能低下を引き起こすことは少なくありません。1990年の時点で、うつは、一般的な身体的・精神的な疾病の中でも、世界的に4番目に多い障害であり、2020年には2番目に多い障害となるだろうと予測されています。[注1] うつの発症につながる要因はトラウマ以外にもたくさん存在していますが、トラウマはそのもっとも代表的な要因なのです。うつであれPTSDであれ、それはどちらも手に負えないほどのストレスに対する反応であり、なおかつストレスに対する過敏性を必然的に伴うのです。

トラウマを受けるとなぜうつになりやすいのか

　過去にトラウマを経験したことがある人は、なぜうつを発症しやすくなるのでしょうか。自然科学者ダーウィンは「恐怖は、もっともうつを招く感情である」と見抜いていました。確かに、外傷的なストレスは、極度に人をおびやかすものですし、多くの人がその出来事の直後に強い恐怖を感じており、また場合によっては長年たっていてもまだ恐怖を感じることがあります。そして、PTSDという障害は、繰り返し恐怖を体験するということが前提として含まれています。私たちは恐怖感とうつとの関係について、次のように単純に考えています。恐怖は人を消耗させ、意欲を喪失させると。定義上、外傷的なストレスは人を無力にし、この無力感とコントロール不能という感覚が人の自尊感情と信頼感をむしばみます。あなたがトラウマの結果生じた症状に苦しんでいる場合には、あなたの自尊感情はさらに侵害されていきます。トラウマのこのような結果すべてが、うつを引き起こすものとなるのです。またさらに、PTSDと同じように、うつは、精神的疾病であると同時に身体的疾病でもあるので、このようなトラウマによって起きた身体的変化がうつ

を引き起こすこともあります。

不安とうつ

　心的外傷後ストレス障害を理解する際に、不安という感情と、うつという感情とを区別しておくことがとりわけ役立ちます。不安とは、否定的な感情や強い苦痛の現れであると考えることができます。不安は「先取りの感情」と言えるのです。つまり、自分の安全や有能性を揺さぶるような将来の出来事を予期していることです。感情をある連続線上に位置づけるとすると、直線の一方の端には不安が位置づけられ、他方の端は平穏と位置づけられます。おそらく、この連続線の不安のほうのもっとも端のところには、戦慄的恐怖

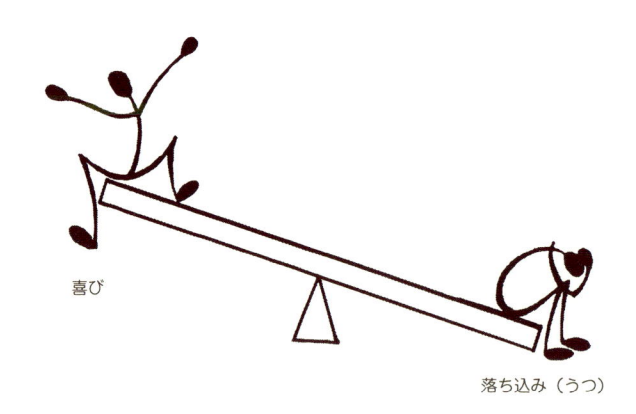

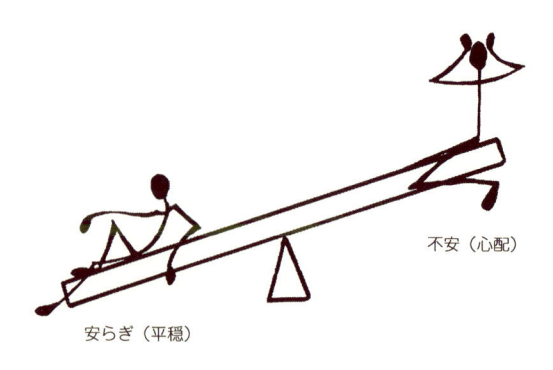

喜び

落ち込み（うつ）

安らぎ（平穏）

不安（心配）

感やパニックを位置づけられるでしょう。そして、このような不安と平穏という連続的感情と、うつとを区別しておくことが役立つのです。

　私たちは、もう1つの感情の連続線において、一方の端では、たとえば喜びのようなきわめて肯定的な感情を持ち、また他方の端では、うつという感情を持ちます。このようなわけで、私たちは、うつとは主に快感情を感じられる能力の欠如であると考えています。つまり、何にも興味が持てなくなり、うつでなかったときは楽しくやれたことに対しても、楽しみを感じられなくなってしまうのです。心理学者のポール・ミールは何十年も前に、うつとは「脳の中の快の液体」の欠如を伴っていると提唱していました。

　残念なことに、これまで見てきたように、うつと不安は同時に起こりがちです。そのため、否定的感情の高まりと、肯定的感情の低下の組み合わせを体験することがあるのです。ベストセラーとなった『真昼の悪魔』という本を書いたアンドリュー・ソロモンは、その本の中で、うつと不安を「二卵性双生児」であると述べています。ダーウィンが認識していたように、トラウマを負った人もすぐに同意できることでしょう。

抗うつ薬

　多くの抑うつ的な人にとって、抗うつ薬は治療で中心的な役割を果たします。抗うつ薬は有効であることがわかっているのです。幸いなことに、抗うつ薬（たとえばプロザックなどのSSRI（選択的セロトニン再取り込み阻害薬））はPTSDの治療にも有効です。ですが、おそらくあなたも経験したことだと思いますが、心的外傷によるうつの治療では、抗うつ薬が必要かもしれませんが、それだけでは不十分です。トラウマを負っている上に、さらにうつにも苦しんでいる多くの人たちと取り組んでいくうちに、私たちは、そうした人たちが、あるステレオタイプ（うつに対する思い込み）を抱えていることに気づきました。それは「うつはインフルエンザのような急性の疾患なので、すみやかに回復するはずだ」というものです。私たちは、このようなステレオタイプを新型抗うつ薬による「3週間治癒の神話」と呼んでいます。確かに、抗うつ薬によってすみやかに回復する人がいるのは事実です。しかし、それ

は決して一般的ではありません。幸いなことに、抗うつ薬によって重たいうつ状態から回復できる可能性は、きわめて高いと言えます。ですが、残念なことに、多くの場合、その回復過程は、ゆっくりと徐々にしか進みません。重たいうつの治療のために病院に入院した患者の人たちに対してなされた調査によると、うつからの回復に要した期間の中央値（患者の半数が回復するまでの期間）は、5カ月であるとのことです。*注2 こうしたことから、一般によく見られるうつについてのステレオタイプは、きわめて誤解を招きやすいものなのです。もしあなたがこのようなステレオタイプを信じているならば、自分がうつからなかなか回復しないことで自分を責めることでしょう。そしてそれはむしろうつを悪化させることにしかなりません。

うつからの回復にまつわるジレンマ

　うつから回復するのはなかなか難しいと感じられる原因の1つに、私たちが「回復過程のジレンマ」と呼んでいるものがあります。すなわちそれは「回復のためにしたほうがよいことがあったとしても、それはみな、うつ症状のせいで実行するのが難しい」ということです。いくつか、その例を挙げてみましょう。

- あなたがうつであると、「元気を出して。外出して何かおもしろいことをしたら」と励まされるかもしれません。ですが、うつになると多くの場合、楽しみを感じる能力そのものが減退します。ですから、かつて喜びを感じられたことをしようとしたとしても、うつの状態であれば、それを楽しむことができないのです。
- うつは、ストレスに対する反応の1つです。もしあなたが重いうつ状態に陥っているならば、あなたはきっと消耗してしまっていることが多いでしょう。とりわけ、うつだけでなく不安とも闘っている場合にそうであるはずです。こうして、何よりもまず、うつの場合、十分に休養し静養する必要があります。特に、適切に睡眠をとる必要があります。しかし、うつのもっともよく見られる症状は不眠症なのです。つまり、適切

な眠りをとろうとしても、眠ることができないか、あるいは眠りすぎてしまうことが多いのです。
- うつである場合、適切な栄養をとり、身体の健康を保つようにするべきです。ところが、うつであると食欲がなくなります。
- うつの場合、より活動的になるほうがよく、理想的には運動をすることがよいのです。定期的な有酸素運動がうつや不安に対して、高い効果をもたらすことが多くの研究によって示されています。しかし、うつはあなたからエネルギーを奪います。あなたは疲労を感じがちです。そのためベッドから起きることすら難しいぐらいなので、ましてやジョギングや負荷をかけて行うトレーニングをすることなど、なおいっそう無理な話でしょう。
- 周囲の人は、あなたにもっとポジティブに考えるようにあなたを励ますかもしれません。ですが、悲観的になり、ネガティブな面に焦点を当てることは、うつにつきものの傾向なのです。また、これまで私たちは、注意を保つことが難しいことや記憶力の低下はうつ症状の1つであると認識していましたが、最近の研究によると、うつが記憶に及ぼす悪影響は部分的なものであることがわかってきました。抑うつ状態の人は、肯定的あるいは中立的な内容をあまり記憶できないものの、悲しいあるいは悲観的な情報については抑うつ的でない人よりも、むしろ実際にはよく記憶できるのです。したがって、ポジティブに考えようとすることは潮の流れにさからって泳ぐようなものなのです。
- 孤立していることが抑うつを悪化させる要因であるので、抑うつであるときにはより社交的であるべきですが、多くのうつ状態にある人は誰とも隔てられているように感じます。

これらのジレンマについて考えていく際に重要なことは、うつから回復することは簡単ではないにしても、決して不可能ではないことをこころにとどめておくことです。確かに、うつから回復するための変化をもたらすには、さらに多少の努力をする必要がある場合があります。たとえば次のようなことです。

- もしあなたがベッドから起きて少しからだを動かしてみようと思ったなら、少しずつ徐々に活動の程度を上げていくことに重点を置くのがよいでしょう。たとえば、まず郵便ポストに行って戻り、次のときには数分近所を散策するというようにです。
- 何かの活動をしようとするときは、やりすぎにならずに、多少の喜びを感じられるように活動を計画するのがよいでしょう。にぎやかなパーティーに行ってみるのは、いくつもの理由から逆効果となるのですすめられません。ごく短い時間であってもうつ気分から解放してくれる可能性があることや、喜びの気持ちをもたらしてくれるようなもっとおだやかな活動を試してみてください。

　楽しめる可能性のある何かの活動をやってみようとすることは（期待をしすぎることなしにですが）、喜びの循環回路を発動させ、脳の快感物質を分泌させることにつながりやすいのです（実際に、1人だけではなく何人もの人がそう言っています）。

　否定的思考に関する問題は、とりわけ重要な意味があります。もしあなたの気分が落ち込んでいるのなら、否定的なことや否定的な側面に焦点を当てやすくなりがちです。すなわち、過去に起きた悪い出来事や、将来起こりそうなさらに悪いこと、そして自分の欠点や短所です。自分の抱えている、あるいは今後起こり得る問題についてじっくり考えると、そうした問題から抜け出す方法を考えつくはずだと思い、そうしたことについて、じっくりと繰り返し考えずにはいられないかもしれません。しかし、多くの研究が否定的な内容の問題について繰り返し考えることは、うつを軽くするどころか悪化させることを示しています。

- もしじっくりと繰り返し考えないではいられない場合には、時間を制限しましょう！

　あなたがうつである場合、全般的否定思考に向きがちかもしれません。全般的否定思考とは、「私は価値のない人間だ」というようなもので、こうし

た考え方のためにあなたは行き詰まるのです。

- もし可能なら、より具体的な問題に目を向けてください。たとえば、「私は今回のプロジェクトではよい仕事ができなかった。それは十分な時間が許されなかったからだ」と自分に向けて言うことができれば、少なくとも、何らかの解決の可能性が見えてくることになります。

デビッド・バーンズの本『いやな気分よ、さようなら』で描かれているような認知療法は、このような否定的思考について取り組むことを意図しています。しかし、認知療法は決して「ポジティブ思考の力の活用」と同じではないのです。そうではなくて、認知療法で取り組んでいる課題は、より現実的に、そして柔軟に考えるということなのです。決して信じることができないようなポジティブ思考をするように自分に強いても、おそらく物事を悪化させることにしかならないでしょう。より現実的に考えることができるようになるためには、周囲の人の手助けを受ける必要がある場合も当然あるでしょう。そこで重要なのは、考えの選択肢について考えるようにしてみることです。繰り返しになるかもしれませんが、これは多くの場合、たとえば「自分は完全にだめ人間だ」という全般的否定思考を、より具体的で中立的な考え、たとえば「私は今回の面接で失敗をした。でも次の面接でどうしたらいいかがこれでつかめた」といったものに変えるように努力することになるはずです。

おそらくもっとも大きな課題となってくるのはやはり、うつのもたらす対人関係的な側面への対処でしょう。あなたは、「孤立してはいけない」とあせっているかもしれません。確かにこれは正しい助言で、人との離別や死別、そして人からの孤立は、うつの主要な悪化要因です。このことは人間に当てはまるだけでなく、私たちの飼っているほ乳動物にさえも当てはまるぐらいです。しかし、前に説明した「回復過程のジレンマ」のせいで、あなたはうつの状態である場合、1人でいたいと思うものなのです。あなたはほら穴に引きこもりたいなどと思うかもしれません。たとえば、ベッドに入り、壁のほうを向いて、布団をかぶりもぐり込んでしまうといったことです。さらに、

もしあなたが対人的トラウマを負っているなら、人とのかかわりでまた傷つくのではないかと恐れ、対人関係から退いてしまい、これ以上ストレスにさらされないようにして自分を守ろうとするかもしれません。しかし、引きこもりというこのよくとられがちな解決方法は、決してよい方法とは言えません。なぜなら、うつを長引かせることになるからです。ここでやはり大切なことは、「ゆっくり進む」ということです。うつ状態にある人が、たくさんの人が集まって楽しく過ごしている集まりの場に出ていけば、すぐに耐えられる限度を超えた対人関係にさらされることになります。会話を維持すること、とりわけ複数の人との間で会話を維持することは、精神的なエネルギーをかなり必要とするのです。

- このようなことから、あまり会話を必要としない、控えめな社交的活動ですむようなことをするのがよいでしょう。たとえば映画やコンサートやスポーツなどを見に行くといったことです。

うつになっているときには、とりわけ希望を持つことが重要です。ですが、うつの症状の1つが希望を持てないこと、つまり絶望することなのです。このことは、うつからの回復における究極のジレンマです。重いうつ状態のさなかにいる多くの人たちは、うつ状態が永久に続くように感じます。そしてあまりにうつが重いために、物事に楽しみを感じるということがどのようなことなのか思い出すことさえできなくなっていることもあります。

- うつは永遠に続くものではなく回復できるものであることを誰かから思い起こさせてもらう必要があなたにあっても、まったくおかしなことではありません。
- あなたがもっと希望を持てるようになるまでの間、あなたの回復の見通しについて、あなたよりももっと明るい希望を持っている人から、その希望を借り受ける必要があるかもしれません。
- あなたは、うつは精神そして身体両面にかかわる疾病であることをこころにとどめておく必要があります。つまり、意志の力だけで回復するの

は不可能であるということです。

　絶望に屈してしまうことを防ぐために、手近な目標を設定する必要があるかもしれません。この小さな目標を1つずつ進むことによって、回復への道が切り開かれます。そしてあなたは、たくさんの問題に取り組む必要があるかもしれません。たとえばそれは、睡眠、食生活、日常活動、思考パターン、そして対人関係についてなどです。一歩一歩取り組んでいくのです。

*注1　Murray, C.L.J., and Lopez, A.D. (1996). *Summary: The Global Burden of Disease*. Geneva and Boston: World Health Organization and Harvard School of Public Health.

*注2　Solomon, D.A., Keller, M.B., Leon, A.C., et al. (1997). Recovery from major depression: A 10-year prospective follow-up across multiple episodes. *Archives of General Psychiatry*, 54, 1001-1006.

自習用の問い

1. あなたの生活の中の悪い面を無視したり軽視したりするのではなく、あなたがうつのせいでこれまで見られなくなっていた、あなたの生活のよい面や悪くない面にはどのようなものがあるでしょうか。

   ----

2. もしあなたが孤立してしまっているのなら、あなたにとって、何らかのつきあいを持つのがもっともしやすそうな人は誰でしょうか。そして、しやすい活動は何でしょうか。

   ----

3. あなたの睡眠、食生活、運動の習慣について考えてみてください。そのいずれかで、改善したら恩恵がありそうなものはあるでしょうか。そして、睡眠、食生活、運動の習慣のいずれかを改善するために、あなたができそうな小さな一歩はどんなものでしょうか。

   ----

4. あなたがうつから回復するまでの間持ち続けられそうな、将来への希望を与えてくれることは、あなたの生活の中の何でしょうか。たとえそれが、とてもほのかで遠くにしか見えないものであってもかまいません。

Restoring Hope and Trust

第8章

一時しのぎの対処法

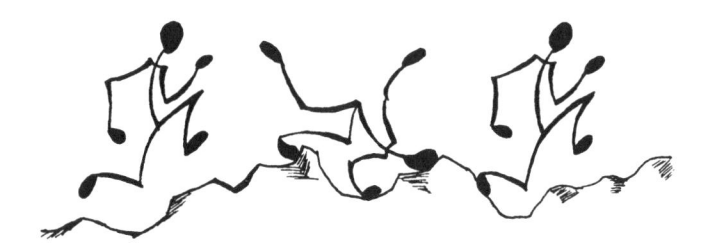

マインドフル・エクササイズ

　何も書かれていない白い紙と、ペンかクレヨンなど書くものを用意してください。そして、紙に2、3分、気ままななぐり書きか、あるいは自由に線を引き続けてください。その体験そのものだけに集中するようにしてください。つまり、手のペンや、紙の感触や線の感覚に気持ちを向けてください。ペンやクレヨンを紙の上で動かしていくとき、その音やひっかかる手ごたえに意識を向けてください。あなたの動かしている手や腕の感覚や、あなたの引いている線の形や色に注意を向けてください。もしどれくらい上手にできているかということに気持ちがとらわれたり、他のことに気持ちがそれ始めたりしていることに気づいたら、おだやかに自分の引いている線にただ意識を戻してください。気ままななぐり書きや線引きという単純なことをしながら、今この場にきちんと気持ちをそらさずにいるようにしていくと、もっと複雑なことにたずさわるときにも、気持ちをそらさずにいられるのに役立つはずです。

第8章　一時しのぎの対処法

　トラウマをこうむった多くの人は、ストレスに対して激しい反応を示します。このような人たちは、過敏になってしまっているのです。このことを私たちは10：90反応と呼んできました（第4章参照）。

　下に示すイラストのように、過去のトラウマのせいで、あなたの神経系は過敏になり、現在の普通のストレスによっても耐え難い感情状態になってしまうかもしれません。このようなストレスには、たとえばトラウマを思い出すことやいやな出来事、あるいはまた全力疾走し続けるライフスタイルさえもが含まれます。そしていったん耐え難い感情状態になれば、私たちはそうした状態から抜け出すために何かをしようとするものでしょう。それも、なるべく早く、そしてなるべく効果的にです。このような苦痛な感情を緩和しようとする働きが対処法なのです。ですが、対処法の中にはむしろ逆効果となるものがあります。短期的には苦痛を減らせたとしても、長期的には苦痛を増やすことになるのです。このような一時しのぎ的な対処法には3つの共通点があります。

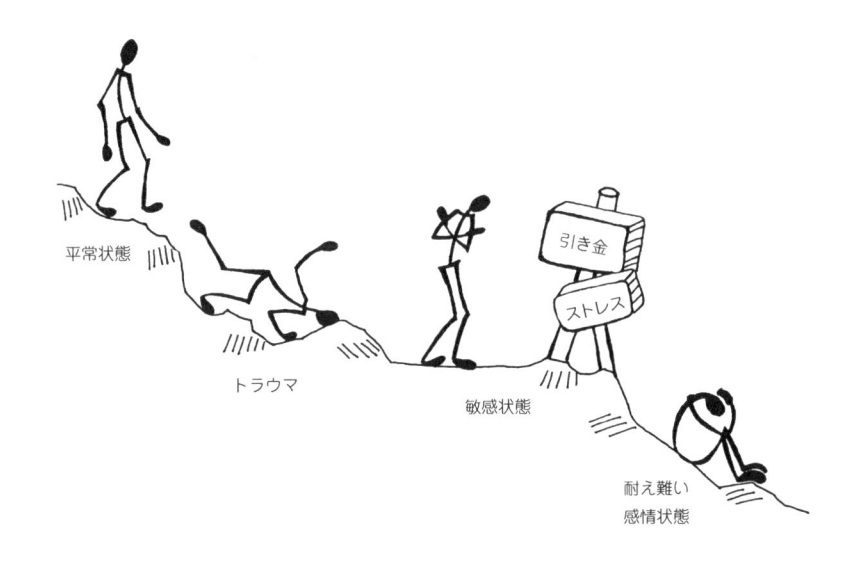

①一時しのぎ的対処法の第1の目的は、気分を肯定的なものに変えることです。

②一時しのぎ的対処法には強迫性があります。つまり、その対処法の行動に没頭したいという駆り立てる力が生じ、その力はかなり強いものなので、その行動を止めようとするあなたの意志の力はうまく働かなくなります。

③一時しのぎ的対処法は悪い結果をもたらすにもかかわらず、ずっと存続します（そのため、あなたは　経済的、法的、職業生活上、対人関係上、あるいは身体的に、損害をこうむるリスクが高まります。そのいずれの損害であれ、結局あなたは情緒的に傷つくことになります）。

私たちは、一時しのぎ的対処法をおおまかに3種類に分けています。

①退却（引きこもり）
②自己破壊的行動
③攻撃的行動

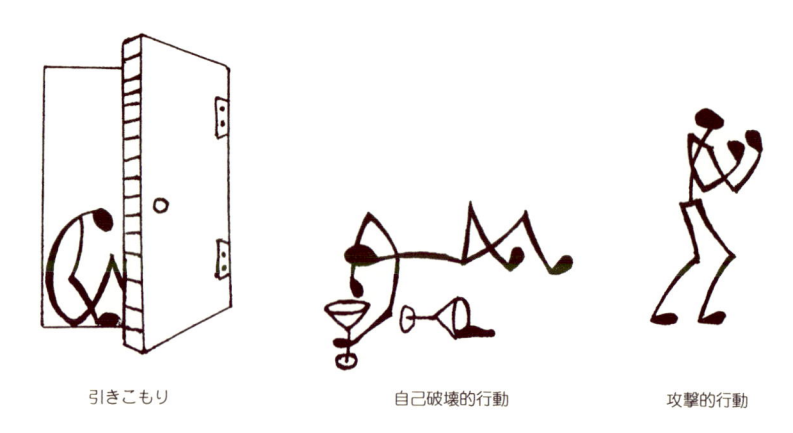

　　　引きこもり　　　　　　自己破壊的行動　　　　　　攻撃的行動

耐え難い苦痛な感情に対する3つの反応

　多量飲酒は、自己破壊的行動の1つで、耐え難い感情状態への対処法ですが、逆効果となる対処法の典型例です。アルコールは、不安や恐怖を減少させるのにきわめて有効です。アルコールは即効性のある、強力な緊張緩和剤と言えるのです。苦痛を緩和することは最大の報酬です。そのため、人は簡

単にアルコールやその他の薬物に嗜癖するようになります。特に遺伝的素因がある場合にはそうなりやすいでしょう。

　一時しのぎの対処法は効果があり、しかも即効性があります。ですから、こうした対処法をさらに発展させていったとしても何の不思議もありません。あなたが、即効性のある対処法を使い始めると、すぐに得られるよい効果が報酬となります。するとますますその行動が強化されます。そしてその対処法の悪影響は多くの場合、しばらくの間、出てきません。こうして、その対処行動と、その行動による利得とが強く結びつきます。一方、その対処行動と、行動による損害との結びつきは弱まります。次にスーザンの例を取り上げますが、スーザンは、最初は不安を静める建設的な対処法を使っていたのですが、過去のトラウマの体験とアルコールに対する遺伝的素因のために、すぐに不健康な一時しのぎ的対処法に頼るようになってしまったのです。

　スーザンは40代の女性で、ある病院で有能な中間管理職として働いていました。その病院はその他のほとんどの病院と同じように、経営的な苦境に陥っていました。最近も病院の中のいくつもの部署で人員整理や部署の統廃合が立て続けに行われていましたが、スーザンは管理職として有能な働きをし、自分の部下を1人も解雇されずにすむようにしてきていました。ある日、スーザンの上司のジムがスーザンの職場に立ち寄り、こう言いました。「たいへんすまないが、全国規模で起きている医療に対する経済的苦境から、きみの部署をかばうことはもうできなくなった。たとえきみが模範的な管理職であったとしても、きみの部署もいずれ叩きつぶされることになる」と。このとき、スーザンの不安は急激に高まりました。スーザンはジムに、もっと冷静な気持ちになったときに話し合いを続ける必要があると思うと伝え、自分自身にもそう言い聞かせました。心臓の鼓動が耳の中で鳴り響き、ひざがふるえていました。自分のオフィスに戻り、自分を落ち着かせようとしました。しかし、感情をコントロールすることはできませんでした。秘書に気分がよくないので帰宅すると告げ、そうしました。帰宅するとジョギングに出かけ、しばらく庭仕事をしました。何とか気持ちを落ち着かせ、9時30分に

はベッドに入り眠りにつきました。

　建設的な対処方策をかなりうまく働かせることができたにもかかわらず、スーザンは真夜中にパニック発作におそわれ、目を覚ましました。スーザンは父親の夢を見たのです。その夢の中では、スーザンとスーザンの姉は再び小さな少女になっていました。そして父親は酔っ払い、「叩きつぶしてやるぞ」とわめきました。そして実際にスーザンの姉を叩き始めました。そのときスーザンはなすすべなくただ見ているだけでした。

　またも、スーザンは積極的に対処しようと、部屋の明かりをつけ、洗面台に行き、冷たい水で顔を洗いました。しかしこうした対応でも、夢による動揺を完全には振り払うことはできませんでした。スーザンは酒のボトルが置いてある棚に近づきました。スーザンが1人で酒を飲むことはめったにありませんでしたが、客が来たときのために酒を用意してあったのです。スーザンはワインをグラスに注ぎ、1杯飲み干しました。すると、すぐに身体が温かくなり、安らぎの感覚が身体中に広がっていくのを感じました。そして再び眠ることができました。スーザンは効果的に対処できたのです。

　しかし、スーザンの悪夢は続きました。しばらくして、スーザンは悪夢を止めるために、習慣的に寝る前に酒を飲むようになりました。スーザンは積極的に対処し続けましたが、寝る前に酒を飲むという方策は部分的にしか成功しませんでした。体質的に、スーザンはアルコールに対して耐性がありました。そのため、効果を得るための酒の量がどんどん増えていきました。すぐにワインでは十分な効き目がなくなり、ウォッカを飲むようになりました。その後、職場でもパニック発作が起きるようになりました。そのため、職場の机の引き出しの中にウォッカのボトルを隠し持つことにしました。それからまもなく、スーザンは遅発型PTSDの症状に苦しむだけでなく、アルコール依存症にも取り組まなければならなくなりました。アルコールは、最初はPTSD症状を持つスーザンにとって役立っていましたが、結局、アルコールのためにPTSD症状は悪化していました。アルコールの効き目が消えると、不安がかえって増加しました。そしてアルコールのせいで職務を遂行する能力が低下

し、罪悪感を持つようになり、それらのせいでますます不安が増していきました。

　ある一時しのぎの対処行動が、ある人にとっては劇的に有効な働きを示すのに、他のある人にはまったく効果がなかったり、あるいはさらに他の人にとっては有害な働きを及ぼしたりすることがあります。すべての一時しのぎの対処法の中でも、アルコール依存については多くの研究がなされているため、かなりのことがわかっています。もし私たちがある地域におもむき、これまでアルコールを飲んだことがない成人100人を選び出し、一部屋に集め、それぞれの人に100ccほどのワインを飲んでもらったら、どんなことが起きるでしょうか。

- ある少数の人は、体調が悪くなります。こうした人たちには、アルコールは身体的に悪影響があるのです。
- アルコールによって、まったく影響を受けない人もいます。たとえば、このような人たちは、結婚式での祝杯の乾杯の際も、儀礼的に一口飲むだけで、後はグラスをテーブルに置いたままにし、その後はグラスに手を伸ばしません。このような人たちは、なぜ他の人たちがアルコールを飲むのか理解できません。
- 多くの人は、1杯のワインによってさまざまな反応を示します。たとえば、その日多くのストレスを感じていたならば、1杯のワインは適度な緊張を緩和するよい効果を示すかもしれません。また飲んでいなくても、すでにかなりリラックスしていた場合には、1杯のワインぐらいでは先ほどの人たちの例のようにほとんど影響がないでしょう。
- またある少数の人は、1杯のワインを飲むことによって、気分が非常によくなります。このような人たちは、アルコール依存症を発症する危険性がきわめて高い人たちです。

　この4つのグループの中の最後の2つのグループの人たちは、アルコールを服用することで、よい感情になるという効果が得られます。このような人

たちは、外傷的出来事にさらされた後、一時しのぎの対処法としてアルコールに向かう危険性があるのです。

逆効果となるその他の対処法

　悪影響をもたらす一時しのぎの対処法は、アルコールやある種のドラッグだけではありません。遺伝的体質や生活経験などの影響により、さまざまな対処方策への反応の仕方は人それぞれです。ですが、これらの対処方策がもたらすものにはある共通点があります。それは、緊張の急速な緩和、興奮感覚、逃避手段、気分の改善です。たとえば次のようなものがあります。

- ギャンブル
- スリルの追求
- 怒りの爆発
- 食べ物（過食やむちゃ食い、そしておう吐や排出といった行為をある意味でクスリとして使うことです）
- 性行為
- 浪費
- 自傷（死にいたるほどではないものの、自ら身体を刃物で傷つけたり、火傷をさせたり、多量服薬をしたりなど、自分の身体にダメージを与えることです）
- 引きこもり、うつ、解離への退避
- 仕事中毒

　こうした対処法のうちのいくつかをもう少しくわしく見ていき、その強力な誘引力について検討してみましょう。

スリルの追求

　自動車やバイクを猛スピードで運転することや、危険なスポーツをすることなどのような、スリルの追求も対処の方法となります。スリルを味わうことによるドキドキする感覚は、自分の力や強さを感じたり、無力感と闘った

りするために用いられるのです。崖っぷちの危うい場面を間一髪で切り抜け、生き残ることは、過去のトラウマへの勝利という感覚を与えてくれるかもしれません。ですが、スリルを追い求めることによって危険が増すことは明らかであり、その悪影響のせいで、ますますさまざまなストレスが蓄積されることにつながります。

怒りの爆発

　耐え難い感情状態に対処するもう1つの方法に、怒りを爆発させることがあります。たとえば、部屋をめちゃめちゃにするというようなことです。トラウマを負っている人の中には、「攻撃こそが最大の防御である」といった対処方策を採用する人がいます。つまり攻撃をしかけ続けるのです。こうした攻撃的行動が無力感を克服する力の感覚を補ってくれる場合もあります。しかし、こうした怒りの爆発の後遺症として、多くの人が自己コントロールを失っている感じをさらに強くし、怒りを爆発させたことを後悔し、罪の意識や良心の呵責に打ちのめされるようになります。このよくある循環が、怒りと恥の悪循環なのです。

　　　ホアンは、デパートで長いレジ待ちの列に並んでいました。人混みの中で立っていることでパニックになりそうな感覚が高まり、そうした感覚にとらわれて耐え難いほどになったので、ホアンは店員に文句を言い始め、さらにのろまだと言って恥をかかせました。そして購入するつもりだった商品を店員のほうに投げつけ、急に自分が強くなり自由になった感じを覚えながら、その場を後にしました。しかし、その店を出る頃には、ホアンの勝利の高揚感は強い恥の感情へと変わっていました。

自　傷

　自傷行為は、緊張を緩和することができます。また、自傷は、（自分自身への）怒りの表現であったり、（自己処罰の形式での）罪意識との闘いの表現であったりします。自傷行為をよく行う人の中には、痛みを感じない人もいます。そのような人たちの神経は麻痺し、鈍感になっているかのようで、切り傷やや

けどの跡が残っているにもかかわらず、何も感じないのです。ですが、そうでない人の場合、痛みの感覚はとても強烈で、そのような痛みを感じる能力によって、生きている実感をより強くすることが可能となるのです。さらに身体的な痛みに気持ちを向けることによって、情緒的な苦痛から気をそらすことも可能となります。

孤立と引きこもり

　はっきりとわかる孤立や引きこもり以外にも、たとえばコンピュータのインターネット検索で長時間を費やすことや、目的もなく長時間ドライブをすることなど、孤立や引きこもりに近いと言えるようなこともあります。孤立も引きこもりも、安全や喜びを感じられるある活動の中に逃げ込もうとすることであり、緊張感や、コントロールを失う感覚と結びついた生活領域から退避しようとすることと言えます。当然、孤立にしろ引きこもりにしろ、長期的には悪影響をもたらすことになります。

　このような対人関係からの退却は、危険な場面に近づかないようにするものです。ひとりきりでいれば誰からも傷つけられないので、安全だと思うかもしれません。しかし、逆説的ですが、1人でいるためにさらに傷つきやすくなってしまい、したがって安全でなくなることもあります。そして1人でいるために、見捨てられているとか無視されているなどという感覚が引き起こされ、以前のトラウマが再生されるかもしれません。孤立状態にあると、うつが再燃し、周囲の人からの支えや助け、そして人とのつながりの機会が失われてしまうことになります。

仕事中毒

　先ほど取り上げたようなインターネット検索やドライブと同じように、はっきりとはわかりにくい引きこもりの1つの形がまたあります。それは、仕事中毒です。トラウマに直面するのを回避しようとして、仕事にかなりの時間をささげる人たちを私たちはたくさん見てきました。そうするのは、するべき仕事がたくさんあるのでそうせざるを得ないからではありません。そうではなく、長い時間仕事に身をささげるのは、仕事以外の領域よりも仕事

において、自分のコントロールする力や有能さを感じ取りやすいからなのです。長い時間仕事をすることは、職場で自分に価値があることを示す方法であり、貧弱な自己イメージを埋め合わせる努力なのです。そのような人たちは、過重労働がたとえ明らかに悪い結果を招いていたとしても、長時間働かなければならないという義務感があるようです。たとえば、仕事のためにほとんど家にいることがなく、配偶者や子どもたちから、そのことで強い不満をぶつけられているような場合があります。

自己破壊か、それとも自己保存か

　ある意味で、これらの行動を「自己破壊」と見なすことは的を外しています。これらの行動は、自分を破壊する行動というよりも、自分を守るための努力なのです。これらの行動は、感情的な苦しみを軽減するのに役立ちます。これらの行動の主な役割は、緊張を緩和することであると私たちは考えています。しかし、同時に、これらの行動は自分を傷つけるものであることは否定できません。リストカットなどの自傷行為であれば、身体の傷跡は明らかでしょう。あるいは、アルコール依存や過食おう吐やその他の嗜癖行動のように、身体的な損傷があまり明白でない場合もあるでしょう。しかし、繰り返し行っていくうちに、これらの行動は、身体や自己感、そして自己評価にダメージを与えることになります。このようなわけで、私たちはこうした行動を自己破壊的であると見なしているのです。

　短期的な利得と長期的な成り行きが次のページの図に示されています。アルコール乱用や自傷などの自己破壊的行動の主な役割は緊張を緩和することであるかもしれませんが、それらには対人関係的な副作用があります。

　自傷行為は、しばらくの間ならば周囲の人に隠しておけるかもしれませんが、遅かれ早かれ明らかになっていき、対人関係に強い影響を及ぼします。うまくいった場合には、周囲の人から気づかいを向けられ、支えてもらえることでしょう。このような支えは慰めとなり、緊張緩和をもたらすはずです。

　しかし、このような気づかいや支えは通常、一時的な効果しかもたらしません。一時しのぎの対処行動が続くならば、周囲の人が次のような態度や反

心　配

支　え

怒　り

見捨てられ

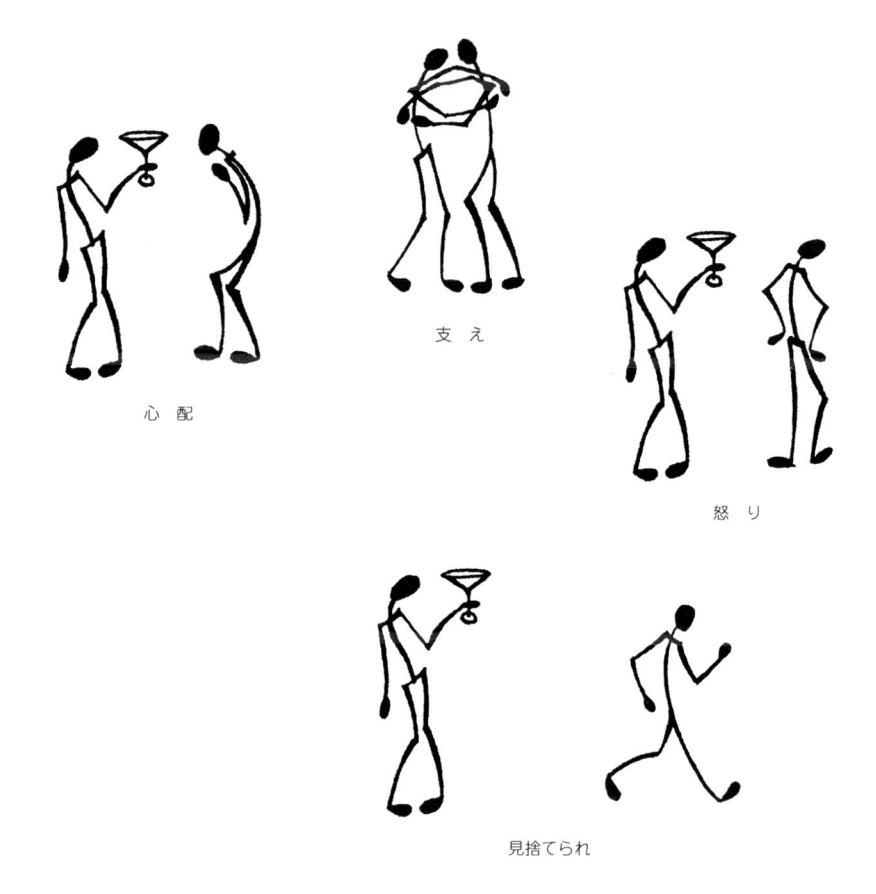

応を示すのはまれではありません。

- 驚き、注意をし、怒り出します。
- 無力感を覚え、いたたまれなくなり、批判をします。
- あきらめ、かかわりを絶ちます。

　このように拒絶され、関係を絶たれることは、極度のストレスとなり、さらに新たにストレスの火種をもたらします。たとえば、見捨てられたという感覚は、耐え難い感情→自傷→緊張緩和というサイクルにつながりますが、これらの対処法は、結局またさらなる見捨てられを誘発することになるので

す。これは、まぎれもなくもう１つの悪循環です。

　この悪循環からはどのようにして抜け出すことができるでしょうか。私たちの同僚の心理学者であるマリア・ホールデンが、私たちの行っているトラウマの心理教育グループ・プログラムについて鋭いコメントを言ってくれたおかげで、私たちはこの一連のサイクルに対して「一時停止ボタン」を差し込む必要があると思うようになりました。この一時停止ボタンは耐え難い感情状態と、自傷行為との狭間で押される必要があります。

　この一時停止ボタンがあれば、あなたは行動の選択肢や、緊張緩和のための建設的な方法を選ぶ余地が得られるのです。一時停止ボタンを押すことによって、あなたは自分の感情状態に気づく時間を持てるようになり、その他の行動の選択肢が選べるようになります。もしあなたが他の一時しのぎでない行動の選択肢を実行するようになれば、さらに改善していくことになるは

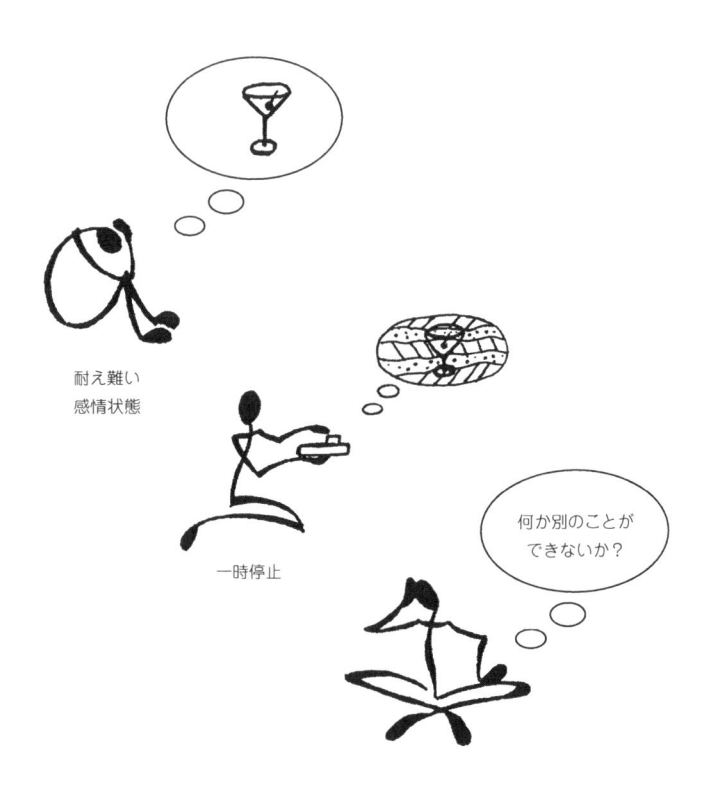

耐え難い
感情状態

一時停止

何か別のことが
できないか？

ずです。そうすれば、必要なときにすばやくそうした建設的な方法を引き出すことができるようになるでしょう。しかし、クマがこちらに突進してきているときに、早く走れるように身体を鍛え直している時間的余裕などないのと同じように、建設的な対処法を身につけるまでは、あなたがこれまで頼ってきた一時しのぎの対処法を手放すことは難しいことでしょう。建設的な自己調整の方法については、本書の第11章で取り上げるつもりです。

自習用の問い

1. あなたは耐え難い感情状態になることがよくあるでしょうか。どのような感情が混ざってくると、よりいっそう耐え難い感情状態になりやすいと思いますか。

---

2. あなたが主に頼っている一時しのぎの対処法は何でしょうか。

---

3. その一時しのぎの対処法の利得は何でしょうか。

---

4. その一時しのぎの対処法があなたとあなたの対人関係に与えてきた悪影響は何でしょうか。

---

5. あなたがこれまでの生活で培ってきた建設的な自己調整の方法にはどのようなものがあるでしょうか。たとえもうずいぶん長い間使っていない方法であってもかまわないので、一時しのぎの対処法に頼るようになる前に使っていたことのある建設的な対処法を、思い出せる限りすべて挙げてみてください。

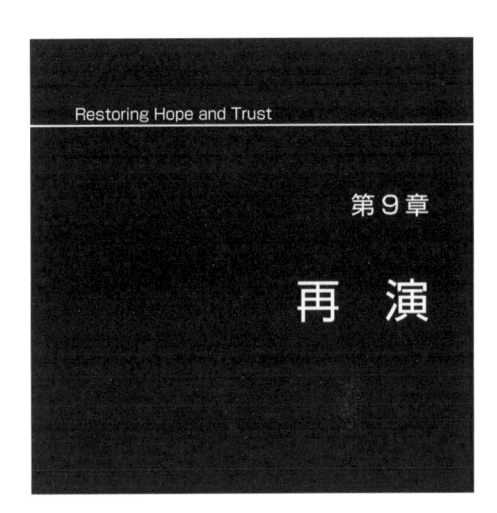

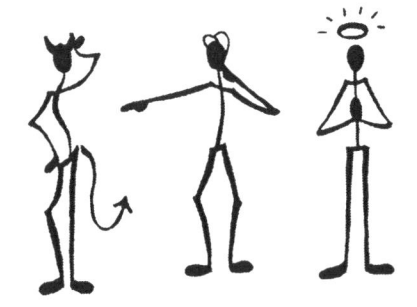

Restoring Hope and Trust

第9章

再演

マインドフル・エクササイズ

　両足を床につけて、楽な姿勢でイスに腰かけてください。あなたの腰かけているイスを感じてください。イスがどれぐらいの堅さがあるのかを意識し、どのようにやさしくあなたを支えているのかを想像してください。あなたの足元の床の堅さを感じ、基盤や土台として役立っていることに感謝するようにしてください。あなたが息を吸うときに、体内に入ってくる空気を感じ取ってみてください。空気があなたを養うために存在していることを認識して感謝するようにしてみてください。そして、あなたがこの瞬間に感謝できそうないくつかのものについて、思いを向けてみてください。

この章では、再演について取り上げて説明していきます。つまり、再演という現象はどのようなものであり、それはどんなふうに起き、そしてその原因は何なのかということについてです。再演とは、過去のあるパターンを繰り返すことです。私たちは例外なく、対人関係において、過去の対人関係パターンを繰り返しています。私たちは学習をし、そして過去に学習して身につけたことを、現在や将来へと一般化して当てはめていきます。私たちは繰り返しをします。その過去の対人関係のパターンが、良かれ悪しかれ、現在の対人関係のあり方にぴったりと適合する場合もありますが、ときには当てはまり具合があまりよくない場合もあるでしょう。まるで現在の生活の中の実際の人物とつきあっているというよりも、過去の亡霊とつきあっているかのようにです。親密な関係でトラウマを負った過去を持っている場合、再演は特に問題となります。過去の再演が起きると、現在の関係に適合しなくなることになり、このことがさらにトラウマを生じさせることになるからです。

　私たちは努力をしていても、過去のトラウマを強く思い出してしまうような状況に陥ってしまいがちです。このことは悩ましく、混乱させることであり、自分がのろわれているかのように感じることにすらつながります。この繰り返しのせいで私たちは自分を責めるようになります。その結果、私たちは次のように感じるかもしれません。

- 自分は被害に遭う運命にある。
- 被害を自ら招いている。

　まず認識しておくべき重要なことは、この2つの説明が正しい、あるいは真実である可能性はきわめて低いということです。そして同じように重要なことは、このような説明を確かめるために、この章の議論を読んではいけないということです。

　これらの再演の多くには、10：90反応が含まれています。現在の関係での何らかの行動や感覚が引き金となって、過去の感情的な反応を引き出しているのです。悪いことに、10：90反応が現在の対人関係においてトラウマ反応にエスカレートしていくこともあります。このような再演について考え

ていく際は、配役という点から考えていくことが役に立ちます。その配役とは、加害者、犠牲者、救済者、そして傍観者です。このような配役のうちで、日常的によく見られがちなごく軽い程度のものが引き金の「10」となって、過去のトラウマの残り「90」を引き出すことがあり、そのために、かつてのやっかいな対人関係パターンの再発につながるのです。

どのように再演は起きるか？

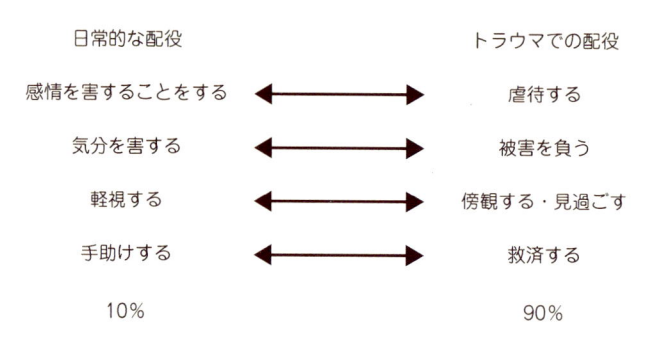

日常的な配役		トラウマでの配役
感情を害することをする	⟵⟶	虐待する
気分を害する	⟵⟶	被害を負う
軽視する	⟵⟶	傍観する・見過ごす
手助けする	⟵⟶	救済する
10%		90%

　多くのトラウマ・セラピストの観察によると、クライエントは対人関係の中で、これらの配役のうちのどれかを実演しているということです（Herman, 1992）。ときには、これらの役が、まるで鍵と鍵穴がぴったりはまるように、2つ同時に起きることもあります。たとえば、虐待の加害者の役と、その犠牲者の役とが同時に生じるのです。そして多くの場合、見過ごす人、あるいは無力な傍観者という役も存在しています。それは、虐待が起きていることを知っているか知るべきであった人の役であり、そのような人は、虐待の事実に対して、見過ごしているか、あるいは何も動きをとらないでいるのです。当然のことに、虐待を受けていると感じていたり、虐待を見過ごされていると感じていたりする人は、救済を待ち望むでしょう。トラウマを受けた子どもが救済されるファンタジーを積極的につくり上げていくことは、きわめてよく見受けられます。たとえば、愛情深い家族の養子になるというファンタジーや、他の安全な惑星に旅立つというものすらあります。そして、こうしたこころのすき間にぴったりと当てはまる人物が現実に存在することも少なくありません。そうした人は虐待について知っているかもしれませんし、知

らないかもしれませんが、そうした人の持っているやさしさが虐待の衝撃をやわらげてくれます。こうした人が学校の先生である場合もあります。そのような先生は、あなたのこころの痛みを感じ取り、親切にしてくれるか、あるいはあなたの才能や資質を見出し開花させてくれるのです。私たちのクライエントのある1人の場合、それは犬でした。虐待を受けた後、その人が犬小屋に入り込むと、その犬は寄り添って顔をなめてくれたものだったそうです。

　これらの配役は、対人関係の中でもかなり極端なものです。ごく日常的な人間関係の交流では、これらの配役はもっとずっと緩和された形になっています。人を傷つけたり傷つけられたりすることが完全にないまま人間関係を持つことは不可能であると、ほとんどすべての人は同意するはずです。私たちはみなそれぞれ性格が違います。私たちは、意見が合わないこともあれば、生活の中でまったく違うものを選ぶこともあれば、互いにいらだつこともあります。このことは生活していくことにつきものなのです。私たちは、相手のことで頭がいっぱいになることもあれば、互いに軽視したり無視したりするようになってしまうこともあります。また互いに助け合いたいと思うこともあります。助け合えることで喜びを感じるのです。私たちが忘れるべきでないのは、生活の大部分は、助けを求め、そして助けを受け入れることを学習することであるということです。

　これらの役の性質の程度について言えば、どこから先が行き過ぎで正常とは言えなくなり、トラウマとなる可能性が生じ、問題になるのでしょうか。また、どれぐらい痛ましい行動まで受け入れるべきでしょうか。このことはきわめて個別的な判断となります。その答えは個人ごとに違ってきますし、同じ人であっても、時と場合によって違った判断をするかもしれません。ですが、現在の対人関係にじっくりとていねいに向き合うことは、やはり私たちの誰にとっても重要な課題です。

　私たちがかかわりを持ち続けている自分自身と周囲の人とが、トラウマに密接に結びついた配役にはまってしまったときに、再演は生じます。過去のトラウマが現在に漏れ出てくると、現在の関係においても、自分自身を痛ましい犠牲者のように感じたり、あなたを助けることから逃げた家族（それは

トラウマの起きている過程で疲れ果て、無気力に追い込まれていったからなのですが）のように感じたりすることになります。そしてこのとき、共感疲労というものが生じるのですが、このことについては次の章で学習する予定です。また、犠牲者と救済者の配役は、たんに再演されるだけにとどまりません。これまでに取り上げた配役のうちのいくつかが組み合わさって、現在の対人関係において再演されることがあるのです。そのよくある帰結は、次のようなものです。

- 救済しようとし、
- 犠牲となったと感じ、そして
- 引きこもり、なげやりになっていく。

もしあなたがこれらの役どころのどれか1つを実際に経験したことがあるなら、これらの役どころすべてが再演されやすくなるように学習してしまったことになります。

再演は対人関係の場において起こるのですが、1人でも起こり得ます。これらの個人的な再演には、疑いなくもっとも重要な関係である、自分自身との関係の持ち方が含まれるのです。あなたはずっと自分自身とかかわり続けるのですから。こういうことは、多少とも奇妙に思われるかもしれません。しかし、そうしたことがよく起きているのを私たちは見てきたのです。次の例は、その典型的なものです。

> ダンテは子どもの頃、間違いをするたびに罵声を浴びせられていました。そして大人となった今、ダンテは自分がミスをするたびごとに、こころの中で自分自身に罵声を浴びせています。ダンテは子どもの頃に浴びせられ耳にした罵声の言葉を、まさにそのまま自分自身にぶつけていたのです。過去の体験の繰り返しは、知らぬ間に起きているためわかりにくいものかもしれません。その結果、過去のトラウマと、自分自身への態度との関連性に気がつかないでいるのです。いまやダンテは大人になっているのですが、過去の虐待者の役と被害者の役の両方を内面化し

てしまっているのです。

　あなたは自分自身を傷つけることに動機づけられた活動にふけることによって自分を虐待したことがあるでしょうか。スリルの追求にふけり、自分自身を救い出したり、死や重傷を負う恐れに打ち克つ勝利感を覚えたりしたことはないでしょうか。その例として挙げられるのは次のようなことです。

- 無謀な運転をする。
- 街の中の危険な場所を夜、出歩く。
- 割り当てられた仕事をずるずると先延ばししておきながら、突然、死に物ぐるいになって特別に高揚した状態で、徹夜して一気に片づける。

　あなたは自分自身をひどく、ないがしろにしたことがあるでしょうか。たとえば次のような場合です。

- かなり長い時間、食事をとらないでいる。
- 身だしなみや身なりを気にかけないままでいる。
- 何週間、あるいは何年もの間、馬車馬のように働き続けている。
- 生活の中で楽しめることを何もしないでいる。

　もしこれらの質問への答えが「イエス」であり、そのことについて恥や罪の意識を感じ始めたならば、どうかそれはしばらく保留しておいてください。再演が起きる原因について話していくときに、このようなことを感じるのはごく当然なことなのです。ではまず、再演がどのようにして起こるかに注目してみましょう。

　3つのPという考え方が、どのように再演が起きるかについて理解するときに役立ちます。

- Perceive（知覚）
- Pick（抜擢）

どのように再演は起きるか？

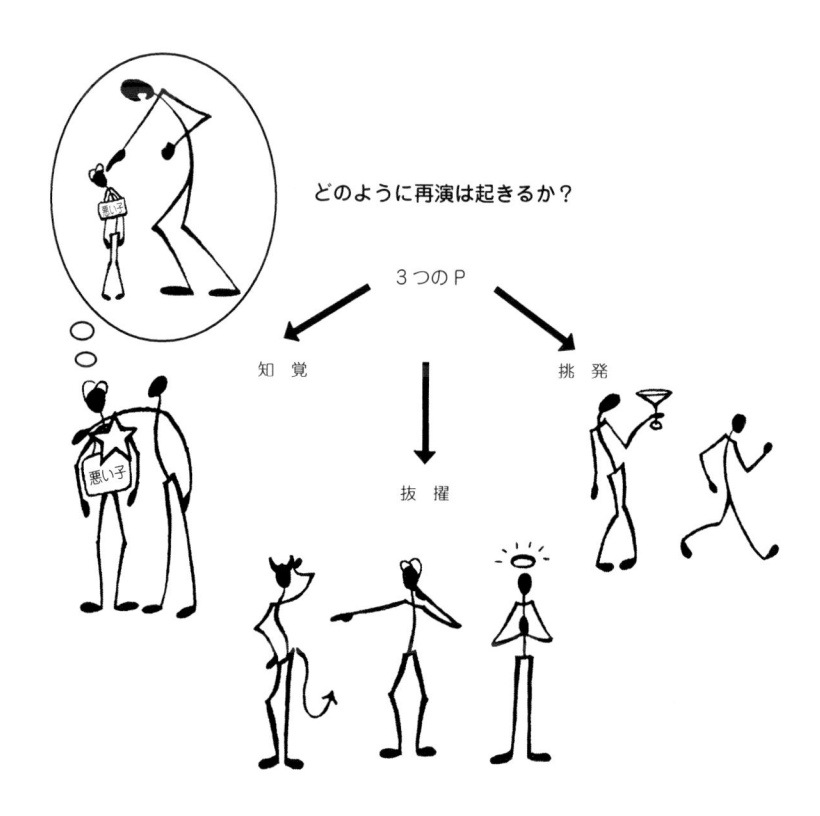

3つのP

知　覚　　　　　挑　発

抜　擢

- <u>P</u>rovoke（挑発）

「知覚」においては、生活の中の正常な側面が、10：90反応を引き起こす引き金として働きます。理解を助けるために一例を挙げてみましょう。

　セラピストであるジェーンは、過去にいくつものトラウマを経験していたサラという名の若い女性のクライエントとセラピーに取り組んでいました。サラは、セラピーの中で、自分の受けたトラウマの1つについての、困難で重要な課題に取り組んでいるところでした。セラピストのジェーンはサラに向き合って座っていました。ジェーンの前髪が額に落ちて目にかかったとき、ジェーンは無意識のうちに額の前で前髪を手でかき上げ、耳の後ろにとめました。すると、サラは突然立ち上がり、ド

アのほうに行こうとしました。それからサラは振り向き、片手のげんこつをもう片方の手のひらに打ちつけ、悪態をつきながらジェーンに近づいてきました。ジェーンはサラが 10：90 反応を起こしていることがわかったので、できる限りおだやかな口調で、こう繰り返し言いました。「大丈夫。あなたはきっと今、とても怖い思いをしていて、そして腹を立てているの。でもここには危険はないし、私はあなたを助けるためにここにいるの」と。サラは面接室を出て行き、看護師の詰め所に行って、落ち着くために看護師と話しました。立派なことにサラは、ジェーンとの次の面接の予約にきちんと現れました。用心深く防衛的ではありましたが。そして、前回の面接を一緒に振り返り、引き金となったことを突き止めようとしました。するとサラは突然さとったのです。「引き金が何だかわかった。あなたが額のところで髪を手でかき上げたときだ。私のママは私と妹に激怒するとき、手を額でこすってから、私たちをぶち始めたんだった」。

　サラはいったん引き金が何であるかに気づくと、過去が現在と区別できるようになり、もはやジェーンを殴ったり傷つけたりしようとする人と関連づけて認識することはなくなり、ジェーンを信頼できるセラピストと感じられるようになりました。

　知覚モードにおいては、トラウマは実際には再演されません。しかし、あたかもトラウマが存在しているかのように感じられるのです。
　次に、「抜擢」を取り上げてみましょう。抜擢の意味は、意図的にあるいは気づいていないうちに、トラウマ状況の再演にとって、おあつらえむきの共演者となりそうな人を対人関係で選んでしまうことがあるということです。たとえば、意図的にそして計画的に、苦痛を伴う加虐・被虐的関係に入っていく人もいます。まさにこうしてトラウマが繰り返されるのです。しかし、たいていの場合、このような繰り返しは意図的ではありません。実際のところ、当人はそのような事態に再び陥ることなど、まったく思いもよらないことなのです。

ジェシーは、虐待をする親のいる家庭で育った若い女性です。ジェシーは、学校では教科書や本を胸元に抱え、視線を落とし、前髪を顔の前に垂らして、誰とも目を合わさないようにして歩いていました。トニーは、弱いものいじめをするような男性で、おとなしくて従順なターゲットを探していました。そしてトニーは、ジェシーを「抜擢」したのです。トニーがジェシーをデートに誘ったとき、ジェシーは素直に従いました。それは、どんなものであれ反対すれば悪いことになると学習していたからです。そしてトニーがジェシーに対して失礼で侮辱的なことを言い始めたときも、「そんな言い方をされたくない。すぐに家に返して。でなければタクシーを拾って帰る」とは言えませんでした。このような健全な自己主張の行動は、家庭の中で親の態度から学び取ることはできませんでしたし、しつけられて強化されてもいませんでした。むしろ逆に、自己主張の行動は罰せられていたのです。ジェシーは自尊心が欠け、何かと固まったようになりやすく、何らかの脅しに対して受け身になりやすい傾向がありましたが、このような特徴はすべて、彼女の生育歴からすると無理もないことでした。そしてこのような特徴のせいでずるずると、攻撃的な若い男性と関係を持つようになりがちでもあったのです。そして、トニーもまた、虐待者の配役をとり、自分のトラウマを繰り返していたとも言えるかもしれません。

　次に「挑発」を取り上げます。挑発の説明のための例は簡単に挙げられます。

　　マリアは、家庭の中で虐待を受けながら成長しましたが、やさしくて愛情深い男性と結婚しました。マリアがひどい虐待を受けていた年頃にマリアの娘がちょうどさしかかったとき、マリアはやっかいな症状に悩まされ始めました。悪夢を見てたびたび夜中に飛び起きるようになり、夫をびっくりさせて起こしてしまうようになったのです。次第に睡眠が十分とれなくなり、いらいらしやすくなりました。ささいなことでけんか腰になり、金切り声や大声を上げて、周りの人に向かってものを投げ

たり、ものを壊したりしました。夫が彼女の身体に触れたときも、たびたび驚愕反応や逃走反応を示し、さらにはパニック状態になって、夫から引きこもりました。愛情のこもったやりとりは減っていき、ついには消え失せ、言葉による暴力に取って代わられました。普段は愛情深いながらも睡眠不足になった夫は、妻であるマリアから「挑発」されて言葉による虐待をし始めるようになってしまいました。さらに自分をなだめ落ち着かせる力も次第になくなっていきました。つまり、妻が、自分のことを誰か他の人すなわちマリアを虐待していた親であるかのように扱って反応し続けるので、だんだん実際に憤慨するようになったのです。そして彼はなおいっそう言語的な暴力をふるうようになりました。彼は実際に虐待的な人物になり始めていたのです。

さて、ここで再び、私たちは決して誰かが悪いと責めたり、誰かの行動をとがめだてしたりするために、こうしたことについて取り上げているわけではないことを思い出しましょう。私たちが取り組んでいるのは、理解するためなのです。

なぜ再演が起きるのか

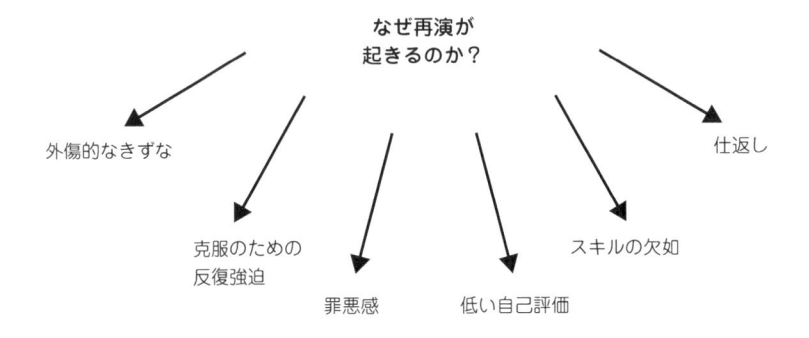

なぜ再演が起きるのか？
- 外傷的なきずな
- 克服のための反復強迫
- 罪悪感
- 低い自己評価
- スキルの欠如
- 仕返し

外傷的なきずな

破壊的な対人関係パターンのもとで育っていたり、そうしたパターンを正

常なものだと思っていたりすると、再演が起きることがあります。子どもは、自分自身の経験と同じような経験をみながしていると思いがちです。それは、自己中心性を反映しているものであり、幼い子どもの考え方としては正常なものです。このことを別の言い方で表すとすれば、これらの再演は、「外傷的なきずな」という人との関係のパターン、すなわち外傷的な関係性にもとづいていることがあるのです。もしあなたが、あなたに対して愛情と虐待を交互に向けてくるような親との関係を続けてきているなら、そのことで混乱してしまうでしょう。同じ親が、虐待者であると同時に救済者なのですから。皮肉なことに、虐待は愛着を強固にします。虐待はぞっとさせる恐ろしいものであり、恐怖状態にあるときの正常な反応は、愛着を向けている人物との関係に安全や安心を求めるというものです。あるときは恐怖をもたらすこともあれば、別のときには安心を提供する親というのは、この外傷的なきずなを強化することになります。恐怖が大きいほど、いっそう安心や安全を求めるようになり、きずなも強くなります。このような外傷的きずなのパターンに完全に慣れてしまえば、こうしたパターンを正常に感じるでしょう。そして、このような人との関係のパターンを、他の対人関係で繰り返しているかもしれないのです。

　説明のために、動物行動学からある例を取り上げてみましょう。

　　コンラート・ローレンツは、ガチョウの刷り込み行動について研究していました。ガチョウのひなは、孵化した後に最初に目にした動くものの後を追う傾向があります。通常それは母鳥です。ガチョウのひなは、その動く対象物に「刷り込み」と「きずな」を持つわけです。これは、母鳥に刷り込みを持つひなにとっては、適応的なことです。ローレンツは、犬小屋の下に車輪を取り付け、この車輪つきの犬小屋を、孵化した直後の数匹のガチョウのひなの目の前に置いて動かしました。するとひなたちは、犬小屋の後を一列に連なってガーガー鳴きながら、楽しそうについていきました。そしてその犬小屋が何かにつまずいて倒れて止まってしまうと、ひなたちは心配そうに、くちばしで犬小屋をつついて元に戻そうとしたのです。ローレンツが犬小屋を立て直しまた動かし始

めると、ひなたちは落ち着いて、また後を追い始めました。

　人間の赤ん坊や子どもの場合、ガチョウのひなほど刷り込みが生得的な機構として備わっているわけではありません。しかし、私たちは自分の親にきずなを持つように、ある種の刷り込みは存在しています。私たちの心理教育グループに参加していた人の1人は、こう言っていました。「結婚する前、たぶん間違いなく100人以上の異性とデートしたと思う。その大半の人は素敵でいい人だったけど、結婚したのは母親と同じように虐待する人だった」。それを聞いた他の人が「どうして他の素敵な人を選んで結婚しなかったんだろう」と尋ねると、その人はこう答えました。「その他の人は退屈に感じたから」。幼少期の家庭で形成した早期の関係性が激しくて極端なものであるなら、健全な対人関係のあり方はおそらくなまぬるくてつまらなく感じられることでしょう。

反復強迫

　ジグムント・フロイトは、「反復強迫」について、体験を克服する方法の1つとして説明しています。フロイトの説明している理論の早期のものは、かなりシンプルなものでした。それは、「行動は、快の追求と苦痛の軽減に動機づけられている」というものでした。リビドーと呼ばれる生の力は、行動の根底にある駆り立てるエネルギーで、攻撃は快の追求が阻止されたリビドーの帰結であると考えられていました。ですが、フロイトは、後にこの「快の追求原則」の理論では説明がつかない行動について考え始めました。繰り返しつらい戦争体験の悪夢を見ることは、この「快の追求原則」理論によって、どのように説明できるでしょうか。また、部屋で銃撃を受け恐ろしい思いをした子どもが後日、人形が銃撃されるごっこ遊びをすることで、どのように快を追求していると言えるのでしょうか。フロイトは、過去のトラウマの再演であるこのような行動について、それは体験を克服しようとする反復強迫を反映しているのだと述べました。あたかも、今回こそは状況を克服でき、もはや無力感や恐怖を感じないはずだという望みを持ちながら、そのつらい状況を何度も何度も繰り返しているのだというのです。

135

フロイトは、最初の理論を改訂しました。その改訂された理論には2つの根源となる本能的欲動があります。1つはリビドー、あるいは愛情の欲動（エロス、あるいは生の本能）で、もう1つは憎悪、あるいは攻撃の欲動（タナトス、あるいは死の本能）です。必ずしもあらゆる人がこの理論に同意するわけではありません。しかし、同意する人も少なくありません。私たちが直面する発達的課題の1つは、愛情と憎悪との間で生きたバランスをとることです。そこでは愛情が憎悪に対して優位で、憎悪を抑えているのです。しかしトラウマは、このようなバランスをとれないようにし、ほとんどコントロールされていない憎悪の表現を他者あるいは自分に向けさせるのです（再演が他者に向けられていれば対人的な再演であり、自分自身に向けられていれば個人内での再演となります）。

罪悪感
　私たちは通常、頭ではトラウマの原因は自分にあるのではないと理解していますが、感情のレベルでは、トラウマについて罪の意識や恥の気持ちを根強く持ち続けていることはよくあります。トラウマの原因はひどいことをした人のほうにあるのに、なぜトラウマを負ったほうが罪や恥の気持ちを抱き続けるのかは、矛盾に満ちた逆説です。もし私たちにトラウマの原因があったとすれば、あのようなひどいことが二度と起きないように阻止する力が自分にあることになるとこころの奥底では信じていて、そのためトラウマが起きたことについて無意識のうちに罪悪感を抱いているのかもしれません。確かに事態を自分で統制できるはずだったという自分の力について感覚が、罪悪感に値する場合もあるでしょう。ですが、トラウマが生じたことについての罪悪感は、通常、非合理的なものです。そしてさらにその罪悪感のために、自分がよくない存在であると思うようになっていきます。そしてまたさらには、自分は罰せられるべき存在だとすら感じるようになるかもしれません。罪悪感にしろ恥の感覚にしろ、いずれも無意識的に再演を促すことになります。

低い自己評価

　不当な扱いを受けた人の多くは、自分は悪い人間なのだから、何らよい待遇など受けられなくて当然だと感じてしまうようになります。さらに皮肉なことに、こうした人たちは、よい扱いを受けるとむしろ心配になってくるのです。よい扱いを受けると落ち着かない気持ちになり、自分はそのような扱いを受けるに値しないと思うのです。そして、すでに慣れている、ひどい扱われ方をするところに自ら戻っていくことがあるのです。

　低い自己評価を持っていると、ひどい扱いを受ける関係性にとどまることにつながります。自分の能力に自信が持てず、自分が何かで成功する可能性があると思えないのかもしれません。そして、親切でいい人が、自分のような者とかかわりを持ちたいと思うはずがないと思い込むかもしれません。この思い込みは、はからずも自己成就的な予言になることがあります。肯定的なフィードバックを受けても、実際にはそうした肯定的評価を決して素直に受け止めないように、評価を疑問視し、大げさにお礼を述べたりするため、周囲の人は受け入れられそうもないことを伝えようとするのにうんざりした気持ちになるのです。さらに、相手の人の好意をあまりに何度も確認し試すために、それを求められる相手の人はやがてうんざりして遠ざかるようになるかもしれません。そして、こうしたことが実際に起きると、やはり自分のような者とかかわりを持ちたいと思うような、親切でいい人などいるわけがないという確信が実証されたことになるのです。

スキルの欠如

　次に挙げる質問に、イエスかノーで答えることを想像してみてください。

- バック転の仕方を私に見せてもらえませんか。
- 私があなたに本当に礼儀正しく頼んだなら、バック転の仕方を私に見せてもらえませんか。
- あなたは私のことを嫌いなので、私にバック転を見せたくないのですか。

　もしこれら3つの質問に対するあなたの回答がいずれもノーであるなら、

それはおそらく十中八九、あなたがバック転の仕方などわからないからでしょう。そして、

- 対人関係で健全な境界線を設定すること
- 対人関係における葛藤やあつれきをうまく乗り越える方法を学習すること
- いつ、そしてどのように、ノーと言うべきかを認識すること
- 必要としていることや望んでいることを依頼すること

などは、バック転と同様、生得的なものではありません。これらは学習によって身につけるスキルです。そして、私たちは言葉などによる説明から多くのことを学習していきますが、私たちが学習していることの多くが実は他の人の行動をモデルとして学習しているか、観察して学習しているのです。もし虐待的な環境で成長したならば、おそらく、虐待的でない健全な関係を保つスキルを学習する機会があまりなかったはずです。そして、結局、虐待的関係を再演することになるのです。それは、虐待的な関係になる危険性を減らすのに必要なスキルが欠けているからか、あるいは、虐待的な関係を終わらせるのに必要なスキルが欠けているからです。そして、自分が本当に必要としているものや望んでいることを認識できません。それは、ずっと他者の顔色を見て世話をし、面倒を見ることに身をささげてきたからです。

仕返し

　私たちの行っている心理教育グループで、その参加者たちになぜ再演が起こると思うかを尋ねたことがあります。するとある女性がこう答えました。「仕返しね」。仕返しということを率直に話す勇気がこの女性にはあったわけですが、隠したままであれば決して扱うことができないということを考えれば、このように話すことは賢いことでもありました。そして彼女は話し続けました。彼女の子どもの頃、近所の年長の少年から身体的そして言葉によって虐待を受けていたことへの仕返しとして、大人になってから、友人に身体的そして言葉によって虐待をしてきたのだと。フロイトは、このパターンに

ついて、「受動から能動への変換の防衛」と説明しています。つまり、無力感を統制感へと変換しているのです。たとえば、何か悪いことが起きそうだと恐れているとき、わざとその悪いことを引き起こそうとして、そのことについて何らかの統制を効かそうとすることがあります。見捨てられることを恐れているので、むしろこちらから相手を突き放して、見捨てられることについての統制感を持つこともあります。そして怒りが統制感をもたらすこともあります。十分な先制攻撃こそ最大の防御であるというわけです。受け身的に被害に遭うことは恐ろしく感じられますが、激怒して虐待をすることは力強く感じられるのです。しかし、逆説的なことに、激怒はしばしば統制不能の感覚を伴うことが多いので、この方策はかえって悪い結果になります。

　なぜ再演が起きるのかということについては、多くの理由が存在しています。したがって、私たちがまだ理解できていないことやその理由について、あなたのほうがもっとよく知っているかもしれません。

自習用の問い

1. あなたは再演にはまり込んでしまったことがあるでしょうか。あるとするなら、それは対人関係における再演でしょうか、それとも個人内的な再演でしょうか、あるいはその両方でしょうか。

   ----

2. 上の1の質問に対してあなたが説明した再演には、「抜擢」があるでしょうか、「挑発」があるでしょうか、「知覚」があるでしょうか、それともそのいずれか2つ、または3つともでしょうか。

   ----

3. あなたの再演の根底にある要因は何でしょうか（たとえば、スキルの欠如、罪悪感など）。

   ----

4. これらの再演の根底的要因の影響力を弱めるために、あなたは何ができそうでしょうか。

Restoring Hope and Trust

第 10 章

共感疲労

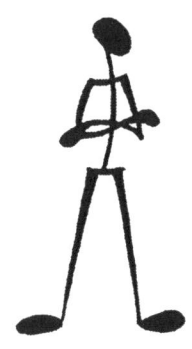

マインドフル・エクササイズ

　両足を床につけ、イスに座って、しばらく楽な状態になれるための時間をとりましょう。リラックスし、深く息を吸い込んで、そしてゆっくりと吐いてください。まず足の筋肉から始めます。足の筋肉に力を入れ、数秒の間、力を入れ続けます。足の筋肉が緊張しているのを感じてください。力を込めすぎず、ある程度の緊張で十分です。次に力をゆるめます。緊張した感じ、ゆるんだリラックスした感じの違いを感じてください。足の筋肉に力を入れ、次にゆるめるということを繰り返し行ってください。繰り返すときは、なおいっそう力をゆるめ、リラックスするようにしてください。もし気が散り始めたら、ただおだやかに足の筋肉に意識を向けることだけをしてください。そして、次に手、腕、肩、首、そして顔のそれぞれの筋肉について、順に、力を入れてはゆるめてリラックスするということを繰り返し行ってください。繰り返していきながら、ますますリラックスしていくようにしてください。リラックスしていくうちに、身体の緊張が蒸発してなくなっていくかのように感じてください。

人間関係の極端なあり方

　過去に極度のストレスとなる出来事に遭遇し、その体験がトラウマになると、そのトラウマが、現在の周囲の人との関係の持ち方に重大な影響を与えることがあります。人間関係にまつわる過去のトラウマが現在の人間関係での信頼感をむしばんでいくということは、よく起きがちなのです。過去のトラウマが現在の人間関係に影響を与えるということについて考えていくには、「孤立−依存の図」が役に立ちます。下の図は、トラウマから生まれがちな人間関係における2つの極端なあり方を示しています。すなわちそれは、「孤立」対「過剰な依存」です。

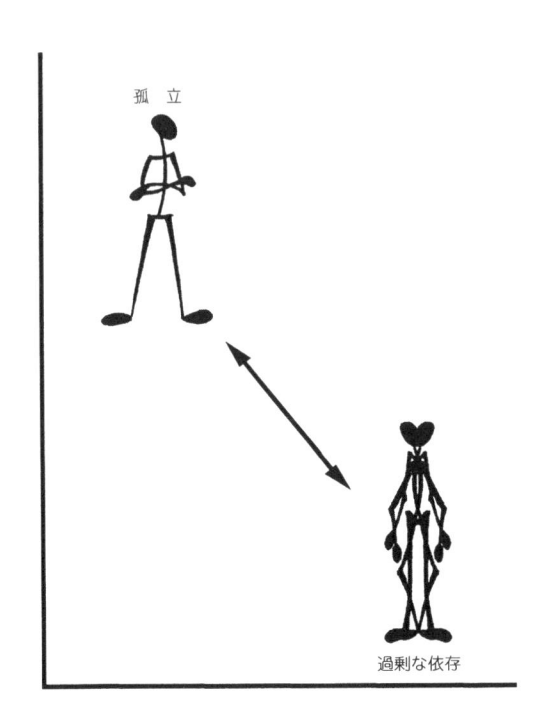

孤　立

　いきすぎた独立、すなわち孤立は、望ましいものではありません。たとえ

あなたが、多くの面で、過去の人間関係でひどく傷つきトラウマを負ったとしてもです。孤立状態では、あなたは誰にも何も頼りませんし、周りの人もあなたに近づいてきません。このように極端な独立状態であることと自己完結的であることの利点には、次のようなことがあるでしょう。

- 安全さを感じられます。
- 自分自身だけで何でもやっていくことで、自分が有能だと感じられます。

それは、サイモンとガーファンクルが歌にしたジョン・ダンの詩のようです。

　　私は岩
　　私は孤島
　　岩は痛みを感じない
　　孤島は決して泣かない

一方、過剰な独立の不利な点は、次のような感覚を繰り返し感じることです。

- 孤独
- 抑うつ
- 自己破壊
- 自殺願望

私たち人間は群居性の動物です。すなわちこれは、私たちの周囲には他者が存在し、その他者と親密にかかわるように生きるということを意味します。このことは、生物学的要素であり、私たちの生存維持にとっての本質です。しかし、こうした特質にかかわらず、トラウマを抱える人の中には、長期にわたって独立的姿勢に固執する人がいます。ときには何年にもわたることさえあります。しかし、極端な独立は無理を招き、その結果そのストレスに耐

えられなくなるかもしれません。孤立した状態でい続けることは、私たちの本質に反することであり、結局のところ、心身の消耗や敵対心や抑うつ状態へとつながっていくことにもなりかねません。あらゆることを自分自身で解決しなければならないし、誰にも頼れないという姿勢をとっているせいで、自分のつらい境遇に終止符を打つために、その解決策として自殺を考えるようになるかもしれません。なぜなら、自殺という方法は完全に自分だけで遂行できる解決策だからです。自殺を考えている状態というのは、誰も助けてくれる人がいないという感覚の究極の表現と言えるのです。

過剰な依存

　治療を求めてやってくる人が、もう少しで自殺を実行しかねない状態にまで追い込まれていることは少なくありません。その場合、セラピストは、追い込まれている人を励まして、他の人への信頼を持ち、人とかかわるリスクに踏み出し、人との関係を拒むのを止め、人とのきずなをつくっていくことを学ぶように促すはずです。その結果、その人は、人とのつながりを持ち始めます。しかし、支持的な人間関係の中で人とつきあう練習を十分に経験しないままに、そして自分自身への十分な自信を持てないままにそうすることになります。人との関係を拒むのを止め、人とのつながりを持ち始めることは不安を生みます。その不安のため、あなたはたった1人の人とだけつながりを持ち、頼るということになりやすくなります。そうなると、孤立状態から極度の依存へと反転するということになりがちです。まるで、やっと完璧な相性の人を見つけたかのように感じられるのです。その完璧な人はあなたを決して責めず、あなたを「無条件に」愛してくれるように感じられます。この地球上にいる70億人の中からやっと信頼できる人を見つけ出した、そう感じるかもしれません。このような極度の依存関係の利点は、あなたがその関係の中で次のように感じられることでしょう。

- 理解されている
- 安心できる
- もはやひとりぼっちではない

一方で、このような極度の依存関係では、通常、どのようなことが起きるでしょうか。あなたがこれまで人とのかかわりを十分に持てなかったために、幼少期、思春期、そして成人期を通じて満たされずにきてしまったすべての欲求が、この唯一の関係に押し寄せることになるとすれば、その唯一の関係にはかなりの負担がかかることになります。1人の人が母親、父親、親友、配偶者、セラピスト、後見人の役割すべてを担うことは不可能です。そのため、依存している相手にとって自分が重荷になっているのではないかと感じ始めると、あなたは、

- 見捨てられるのではないかという不安や恐怖を感じるようになり、さらには
- 自覚なしに、相手が自分から去るように仕向けることすらするかもしれません。

相手が去っていくことを恐れつつ日々を送るぐらいなら、自分で関係をコントロールでき片づけられると感じられるように、自分からことを起こすというわけです。
　いずれにしても、依存相手の人は、結局のところ、関係の重さに息が詰まるようになってしまうか、あるいはあなたをがっかりさせるようになるということが避けられません。そして、あなたは、あなたがもっとも恐れていた事態に陥ります。裏切られ、見捨てられ、途方にくれるという事態です。このような事態は、以前のトラウマとまったく同じように耐えられないと感じられることでしょう。そして、次のような結論を出してしまうのも理解できないことではありません。「やっぱり人間関係でうまくいくわけなんかない。結局いつもひどく傷ついて終わるんだ」と。そしてあなたは、過剰な依存とは正反対の孤立状態にまた逆戻りしていきます。過去において人間関係にまつわるトラウマを負った人が、このようにして孤立状態と過剰な依存との間で行ったり来たり揺れ動くことは、珍しいことではありません。
　しかし、これまで見てきたように、孤立状態と極端な依存のどちらか一方に長くとどまって生活を送ることは非常に難しいことです。どちらか一方に

とどまり続けようと努力する人もいますが、それはかなりの無理を強いることになります。たとえば、もし困っていることも悩みも病気もないならば、長い間、完全に孤立したままでもうまくいくかもしれません。しかし、私たちはみな、ときには何かしら困るものです。過去のトラウマの体験に苦しんでいる人もその例外ではないどころか、むしろいっそうそうなのです。

自　立

　私たちがすすめたいのは、過剰な依存と孤立状態の中間でいることです。すなわち「自立」です。精神分析家のジョセフ・リヒテンバーグは、この自立を、分離と再会との間を橋渡しできる能力と説明しています。彼の想定によれば、私たちはみな、人生を通じて人とのきずな（愛着）を持つ必要性があります。とりわけ私たちが苦痛や苦悩を感じている場合には、ある愛着対象との再会に頼ることになります。しかし、私たちはみな、ある程度は自分で自分の面倒をみられるように学習していきます。私たちは、愛着を感じて

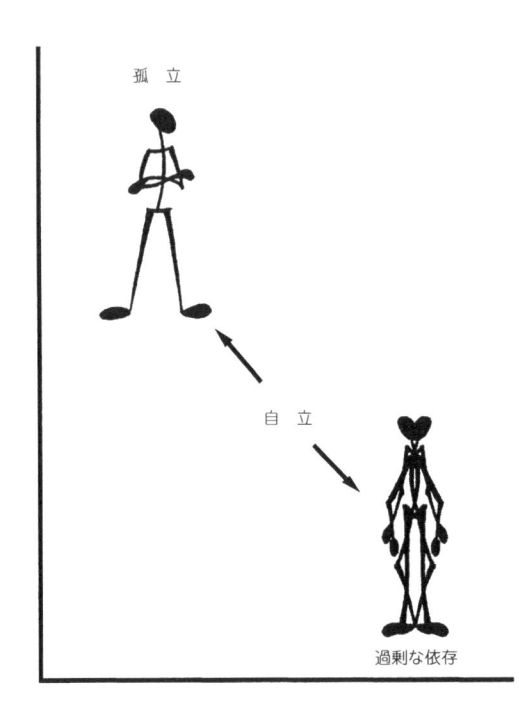

いる人物と再会できるまで、間を持たせられるように学習するのです。他の人から必要な安らぎを得られるまで、しばらくの間、自分で苦痛に持ちこたえなければなりませんし、自分で自分をなだめられるようにする必要があるのです。

したがって、自立には、1人でいられることと自分で自分の面倒をみることの両方の仕方を学んでいることが必然的に含まれます。人との親密さがさまざまに違っていても、それなりに人間関係を維持する能力を持ち合わせ、1人での探索を楽しむこともできるのです。自立とは、1人でいる時間と、親密でつながりを持つこととの間でバランスをとれることです。このバランスのとり方は人それぞれ違うものでしょうし、同じ人でも時と場合によって変化するでしょう。たとえば、内向－外向の特性は気質の1つの要素で、生得的なパーソナリティの一側面です。外向的な人は、夜の11時に人との集まりに出かけ、その後すぐに寝られます。外向的な人は人とかかわりを持つことで活力を得られるのです。内向的な人は、同じ集まりに出ても、帰宅した後、寝る前に1時間ほど読書をしたり音楽を聞いたりする必要があります。外向的な人にとっての自立は、どちらかと言えば依存寄りでしょうし、内向的な人にとっての自立は、孤立寄りかもしれません。

しかし、覚えておいてほしいのは、極端な孤立や過剰な依存の状態で、元気に活躍できる人はほとんどいないということです。ときおり私たちはどのように自分が生活を送っているのかについて見直したいものです。どれぐらい1人の時間を持っていると快適でいられたか、そしてどれぐらいの時間、他の人と深くかかわってきたかということを、です。自分にとって必要な程度に調節をすべきでしょう。長い間、極端な関係のままでい続けてはいけません。

共感の失敗と共感疲労

トラウマは、いったいどのように、極端な依存や孤立につながるような強い影響力を長い間持ち続けるのでしょうか。そしていったいどのようにトラウマは、現在の人間関係の持ち方に影響を与え、共感疲労を招くのでしょう

か。こうしたことについてあなたは疑問を持つかもしれません。もしあなたがいきすぎた依存状態にあるなら、家族や友人などはあなたに対して、自分で自分の面倒をみることができ、周囲からの手助けや気づかいをいっさい必要としなくなることが当然だと思うようになっているかもしれません。言い換えると、そこには共感疲労が働いているのです。トラウマのせいで、あなたは内面ではひどく消耗し憤慨していますし、さらにトラウマのためにひどく傷つき、本当に支えやケアや手助けを強く求めているわけですが、あなたがこうしたことを内心では身近な人にわかってほしいと強く思っていたとしても、周囲の人にはそれがわからないのです。

　もしあなたが極端な依存状態にあるなら、あなたの身近にいる人は、あなたに思いやりを持ち続けることに疲れてしまったため、もはやあなたを見放したいほど、あなたとの関係に息苦しさを覚え、疲れきり、拘束されていると感じるようになっているかもしれません。このことがあなたもわからないのかもしれません。あるいは、前にも述べたように、あなたは自分が身近な人に負担を負わせていることを心苦しく思っていて、いつ見捨てられるかといつもびくびくと心配しながら生活しているかもしれません。心理学者のチャールズ・フィグリーは、ケアを提供する人がケアをし続けることで消耗してしまって、ケアを提供できなくなることを表す概念として、「共感疲労」を提案しています。あなたは、身近な人との関係においてこの共感疲労が進行し始めていることに気づいて、おびえているか、あるいはパニックを起こしかけているのかもしれません。

　ここで、ぜひ理解してほしい大切なことがあります。私たちがここで、共感疲労という考え方を取り上げたのは、あなたに罪の意識や恥の感覚を味あわせるためではなく、あなたとあなたの家族など身近な人が共感疲労の問題に気づけるようにするためであるということです。つまり、共感的なケアに必然的に伴うストレスが共感疲労の状態にまで発展する前に、その問題を修正できるようにするためなのです。もし共感疲労の状態にまで達してしまえば、ケアをしている人は重度のストレス状態となり、消耗しきったような状態になってしまいます。繰り返しになりますが、決して私たちはここであなたに恥や罪の意識を引き出させるつもりはありません。あなたが自分の対人

関係のあり方をバランスのとれた健全なものに修正し、それを維持していけるようになることを望んでいるのです。

代理受傷

　過去のトラウマが現在の対人関係に共感疲労を引き起こすには、他にどんなやり方があるでしょうか。この過程を理解するためには、間接的トラウマの概念を理解することが役に立ちます。間接的トラウマは、代理受傷としても知られています。間接的トラウマはさまざまな形で起こります。あなたの身近な人があなたを手助けしようとして、入れ込みすぎた場合、この間接的トラウマは生じます。このような「救済の段階的変化」はすでに第9章で少し触れたものです。あなたの身近な人は、重いうつや不安を抱えたあなたに少し手助けをしようとし始めるのですが、次第に、あなたの苦痛からあなたを救済しようとする極端な立場に進んでしまうのです。たとえば次のような例があります。

　　キムは、パートナーである男性のリーについて心配をしていました。リーが大丈夫であるのかを確かめるために、日中も職場から家に戻るようになり始めていました。リーはたびたび悪夢を見ました。悪夢でリーが起きるようになると、キムもリーと一緒に起きてしまうため、キム自身も睡眠不足になっていました。リーを1人きりにするのを避けるために、キムは夜や週末に運動をしたり人づきあいをするために出かけたりするのを止めるようになりました。実際にキムは、あたかもリーのセラピストであるかのような役割をとり始めていました。リーの話す侵入的記憶や悪夢やフラッシュバックについて、かなりの時間を費やして耳を傾けていました。こうして傾聴することによって、すべての症状が消え去るはずだという期待を抱いていたのです。しかし、キムは次第に疲れ果てていき、周囲の世界を実にひどいところだと見るようになり始めていました。

　このような救済的行為は、ほとんどの場合うまくいきません。あなたを救

済するために、あなたの身近にいる人はさまざまな努力をするにもかかわらず、それはあなたを助けることにならず、徒労感や罪悪感、無力感などを覚えます。こうした感情は、過去のトラウマについてあなた自身が感じてきた感情とかなり近いものです。さらにあなたの身近な人は、これまであなたが抱えてきた多くの症状を発症していくかもしれません。たとえば、以下のようなものです。

- 睡眠障害
- 過敏状態
- 集中力の低下
- 驚愕反応

さらに、第8章で取り上げたような、一時しのぎ的な対処法を発展させ始めるかもしれません。あなたとの関係を回避する方法として、そしてトラウマが関係において誘発されるのを封じ込める方法として、

- 仕事中毒
- アルコール乱用

などに陥っているのが見受けられることはしばしばあります。そして、ちょうどトラウマに対してと同じように、一時しのぎ的対処法は、その意図とは逆に共感疲労の問題を悪化させ続けるのです。

さらに、トラウマが周囲の世界へのあなたの見方を変化させたのと同じように、あなたの身近な人も周囲の世界への見方を変化させます。周囲の世界は、以前よりも危険で有害でひどいところに感じられるようになるのです。もしあなたの経験したトラウマが家族との関係の中で起きたものならば、あなたが家族との関係の中で経験したきわめてつらい時間を、あなたの身近な人もまったく同じように経験するかもしれません。こうしたつらい時間は、根本的に関係の性質を変容させてしまうからです。要するに、あなたの身近な人には過去のトラウマなどないのに、あなたが苦しんできたトラウマの悪

影響と同じような影響を彼らも体験するようになるのを、あなたは目の当たりにするのです。もちろん、あなたの身近な人自身が過去にトラウマを負っているのなら、あなたとの関係においていっそう共感疲労になりやすいでしょう。

共感疲労についてできること
　もしもあなたが、身近な人との関係で共感疲労の徴候が発展し始めているのに気づいたらどうしたらよいでしょうか。まずやるべきことは、当然、

- 共感疲労の徴候や症状が起きていることをきちんと認識すること

です。共感疲労を起こしたことで自分をひどく責めるよりも、共感疲労が生じていることをきちんと受け止め、じっくりと観察していくのです。共感疲労が起きていることに気づくことが、この過程を変える第1段階なのです。この問題が存在していることに気づくことのないまま問題を変えていくことはできません。第2段階は、

- 共感疲労の兆候を確実かつ適切に取り上げられるようにするために、あなたが気がついていることについて率直に、そして防衛的にならずに、身近な人と話し合うことです。

そして、次の第3段階は、

- 身近な人が救済者の役割から、単に思いやりのある手助けを提供する人に戻れるようにするためにはどんなことをすべきか、身近な人とあなたとで、ともに考えることです。それには次のようなことがあります。
- あなた自身や、あなたの過去のトラウマが引き起こしている症状について、より効果的にケアするためにすべきことは何でしょうか。
- あなたの身近な人が、その人自身について、より効果的にケアするためにすべきことは何でしょうか。

間接的にトラウマを受傷したことになるこのような身近な人たちと話し合っていく中でわかってきたのは、このような人たちにとってもっとも助けとなることは、

- 自分自身のための時間を持つこと

であるということです。
　あなたにケアを提供している人は、あなたがより幸福になるように献身しています。しかし、あなたが自分の時間や空間を持ち、主体性を保てることが必要であるのとまったく同じように、あなたにケアを提供してくれる人も自分自身の時間や空間を持ち、そして主体性を保つことを必要としているのです。さらに、決定的に重要なことは、あなたたちの関係には、あなたのトラウマに取り組むことだけにとどまらないものが存在するということです。では、どのようにしたら、あなたとあなたの身近にいる最愛の人の両者が、ケアをしたりされたりして関係を持つ以外の関係の持ち方を見つけられるでしょうか。別の言い方をすれば、あなたたちは、どのようにすれば関係においてより適切なバランスをとったり、立て直したりすることができるでしょうか。
　再び、ここでバランスという言葉が出てきました。この章では、このバランスという語に何度も立ち返っています。適度のバランスを見出すことは、言うのは簡単ですが、実行するのは難しいことです。あなたはもしかすると身近にいる最愛の人への依存の度合いが低くなることを恐れているのかもしれません。このような強い度合いの依存は、これまでの関係で培われたものであり、同じような恐れを相手の人も感じているかもしれません。これは理解できないことではありません。しかし、適度なバランスを見出せれば、関係が長続きしやすくなり、さらにそれ以上に、2人の関係がより健全に発展していくでしょう。
　あなたたちの関係において、より適度なバランスをとることにつながるいくつかの方法があります。次に挙げるような方法のいずれかをあなたたちはとれるはずだと思います。

- 悪夢によってあなたたちの両方が睡眠を奪われることを避けるために、別々の部屋で睡眠をとること。
- 対人関係のネットワークを拡大すること。そこでは、あなたとあなたの身近な最愛の人とで共通する友人を持つだけでなく、それぞれが独自に友人を持つこと。
- 個人セラピーのセラピストを見つけこれを受けるか、あるいは結婚・家族セラピーのセラピストを見つけこれを2人で一緒に受けるかし、トラウマに関連するさまざまな問題をセラピーの中だけで扱うこと。
- より健康的な食生活を送るようにし、あるいはさらに運動の習慣や野外でするスポーツや趣味を楽しむようにすること。

これらの方法を含め、あなたとあなたの最愛の人にとって使えそうな、適度なバランスをとるための解決策はどんなものでしょうか。考えてみてください。

自習用の問い

1. あなたは、生活の中の大切な人との関係において、極端に依存的な立場や、極端に孤立するような立場になってしまったことがこれまでにあるでしょうか。もしそうであるなら、そのような立場に駆り立てたり追い込んだりしたものは何でしょうか。

   ---

2. あなたの極端に依存的なかかわり方、あるいは極端に孤立的な姿勢や人とのかかわりは、あなたの現実の対人関係にどのような影響を与えているでしょうか。そして、あなた自身に対してどのような影響を及ぼしているでしょうか。

   ---

3. 個人として、そしてカップルとして、1人でいる時間と、相手とつながりを保つこととの間のバランスについて考えてください。このバランスについて意識するようにし、個人として必要なことと、カップルとして必要なこととを調整してつりあいを保とうとすることが役立ちます。あなたとあなたの身近にいる最愛の人とが適切なバランスを見出すために、どのような一歩を踏み出す必要があるでしょうか。

Restoring Hope and Trust

第 11 章

トラウマの治療

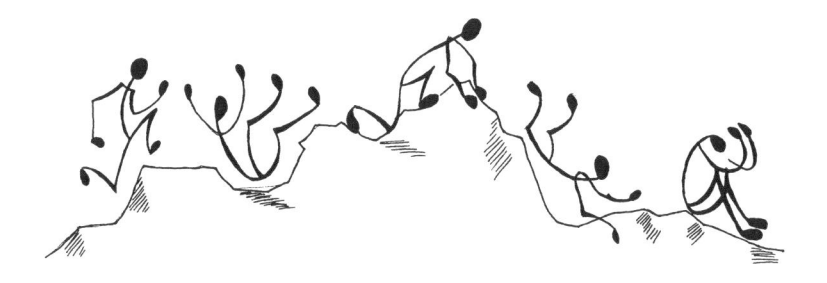

マインドフル・エクササイズ

　今日、あなたがやり遂げたいと思っている何らかのちょっとした仕事を1つ考えてみてください。たとえば、手紙を書くこと、食料品の在庫リストを作ること、キッチンの床の掃除をすること、シャツのボタンを縫い付けること、観葉植物に水をやること、などです。いったんやる仕事が決まったら、とにかくそれに取りかかり作業を進めてください。ここには「マインドフルに作業を行う」という考えがあるのです。つまり、現在の瞬間に焦点を向けるという考えを持ち、その作業をしている間は自分自身について批判や評価をしないようにします。もし気が散り始めたら、おだやかにあなたがやろうとして選んだ作業に気持ちを向け直してください。そして、その作業が終わったときには、作業を成し遂げた満足感をじっくりと感じる瞬間を持ってください。達成の満足感を過小評価しないようにしましょう。

第11章 トラウマの治療

　過去のトラウマが現在に漏れ出すと、非常に強い苦痛を生み、そしてさらにそれが耐えられないものになる場合もあるということを、私たちは本書で何度も説明してきました。そのため、あなたがトラウマについての治療を始めようと決断し、治療に乗り出した場合に、強いあせりに駆られたとしても、それは無理もないことです。そうしたあせりとは、あらゆる治療的取り組みをすぐにすませ、強い苦痛や、つらい記憶の侵入をただちに止めたいという気持ちです。これまでされてきたトラウマ治療のあり方を振り返ってみると、トラウマの治療は、このようなあせりの感覚をそれと気づかずにむしろ強めるような単純なアプローチになりやすい傾向がありました。私たちの考えでは、あなたにはこのあせりについて話し、このあせりに対応する必要性があります。そしてこのようなあせりを取り扱う治療的アプローチは、現在のところ、トラウマ治療に必要不可欠であると考えられています。もちろんこのようなアプローチだけで十分というわけではないことは言うまでもありません。

　私たちは、トラウマに関連した症状を抱えている人たちが、自分のトラウマについて話し始めると、ある2つの体験のどちらかを体験するようになることが非常に多いということを見出しています。それは、

- 自分が麻痺したように固まるか、
- 再びトラウマをこうむったように感じる

ということです。

　ある人たちは、トラウマについて話すことは、まるで電話帳を読んでいるかのように、感情をまったく伴わない他人事のようなものだと言います。私たちの経験では、このような状態である場合には、トラウマについて話しても、ほとんど意味のある進展は生じません。トラウマ治療に苦痛が伴わないならば、それはどんなによいことでしょう。しかし、トラウマにどのように対処するかを学習するためには、ある程度の不安や恐怖を避けることはできないということがわかってきているのです。ただ、対極的な場合も問題です。トラウマについてほんの少し話しただけですぐに、まるで外傷的出来事がま

るごと再現しているかのように体験し、情緒的に圧倒されてしまうようになる人たちもいるのです。このような場合、トラウマについて話すことは単に助けにならないどころか、むしろ実際に有害なのです。

　私たちは、今では、トラウマ治療とは、トラウマについてただ話すだけでは不十分で、むしろもっと複雑なものであると考えています。現在のところ、トラウマ治療には次の4つの要素が欠かせないと思っています。

　　①安全
　　②自己の状態の調整方略
　　③社会的サポート
　　④トラウマの再処理

安　全

　トラウマ治療の必須要素の第1は、安全です。安全ということによって、私たちは2つのことを示しています。

- あなたの身体面について生活状況を安定化すること。
- あなたがセラピストや他の人との関係において信頼感を持つこと。

　あなたのいる生活環境は、まず安全で安心感のあるものである必要があります。もしそうなっていないならば、まず取り組むべき目標は、安全な生活環境を整えるか、あるいは安全な環境を見つけ出すかすることです。たとえば、セラピーの面接を終えた後に帰宅する生活環境で、暴力にさらされたり、身体や生命に危害が及ぶ恐れがあったりする場合には、いくらセラピーを重ねたとしても、進展は見込めないでしょう。その場合、最初のセラピーの目標は、外傷的な出来事に遭遇しやすい現在の環境から離れられる方法を見つけることになります。このような生活環境では、10：90反応を起こすというよりも、むしろ実際に引き続いて生じている外傷的出来事にさらされていると言えるからです。

第11章　トラウマの治療

安　全

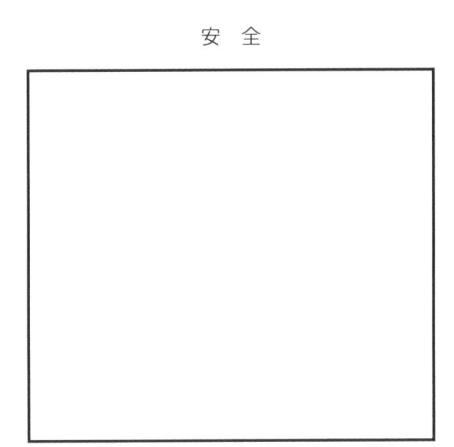

　外傷的出来事にさらされないように自分を守るのは、かなり困難な目標となるかもしれません。暴行や脅迫・強盗がよく起きているような危険な地域から引っ越すための資金を見つけ出すのは、容易なことではないかもしれません。あなたを身体的に虐待する人との関係を絶つことも、容易ではないでしょう。それには時間がかかるかもしれませんし、そのために人からの手助けが大いに必要であるかもしれません。ですが、こうした目標は、トラウマ治療における最優先課題なのです。

　安全の第2の面は、あなたと、あなたのセラピストやその他の専門的支援を提供してくれる人との関係の質にかかわることです。あなたは、このような関係において、たとえ100％ではないにしても、「ある程度の安心感」を持てるぐらい信頼感を抱けることが必要です。もちろん、信頼感は少しずつ築かれるものです。セラピストに対して全幅の信頼を置く必要はありませんし、どんな場合でも盲目的な信用や信仰を持つべきではありません。いかなる関係においても、相手に対して信頼を育んでいく途中では、慎重に様子を見ていくことは、健全で賢明なことなのです。そして、それは専門家に対しても当てはまります。相手を盲目的に信頼しきるようになると、あなたは過剰な依存状態になります。これは前の章で説明したことです。あなたのセラピストが人間である以上、いずれあなたをがっかりさせるような何らかのことをしてしまうのは避けられないのですが、そのようなことが起きた場合、

このような盲目的な依存的姿勢であると、あなたは大いに幻滅させられます。

あなたのセラピストはトレーニングを積んだ専門家ではありますが、そのトレーニングは完璧な人間を形成するものではありません。セラピストは間違いを犯しますし、誤解することもあるでしょう。また、ときにセラピストは、あなた自身についての苦痛を伴うような事柄に直面させる必要があるかもしれませんし、あなたが慣れ親しんでいる快適な生活範囲から踏み出すように背中を押す必要があるかもしれません。もしあなたがセラピストに信頼を置けていないなら、それはあなたがこうした治療過程に抵抗を示す格好の理由を提供することになります。セラピストに対して100％の信頼を抱く必要はありませんが、せめてあなたのセラピスト、あるいは治療チームはあなたのためになろうと力を注いでいるという感じを持てるぐらいになることが必要です。この程度の信頼もないままに、あなたがセラピストに対して治療同盟を築くことはきわめて困難です。治療同盟のあり方は、治療結果にもっとも強く影響する予測指標です。もしあなたがセラピストに対して「ある程度の安心感」さえも持てないでいるのであれば、このような関係を改善することができるかどうかを検討するために、セラピストとの間で、あなたがどのように感じているか話し合う必要があります。そして、もしどうしてもセラピストに安心感が持てず、そのため協力的な形でセラピーに生産的に取り組んでいる感じが持てないのであれば、あなたは他のセラピストに当たる必要があるでしょう。

健全な自己調整

効果的なトラウマ治療の第2の必須要素は、自分の状態を調整する健全な方策を学習し、活用することです。これらの方策は、あなたが自分で自分の状態を落ち着かせられ、自制できる感覚を高めるために行うことです。自分の覚醒水準や感情状態を調整する健全な方法を持たないままであると、第8章で説明したような一時しのぎ的な対処法に頼る危険性があるのです。そして、その章でも触れたように、そのような一時しのぎ的な対処法は短期的には効果的であるのですが、結局のところ、その方法によって得られる利得よ

りも、払う犠牲のほうがはるかに大きくなっていき、多くの悪影響が引き起こされます。

　治療では、まず安全や安心感を確保し、次に不安に対応するのに役立つ方策を身につけることや、激しい混乱の源となっている不安をコントロールするのに役立つ方策に取り組んでいきます。この取り組みの副産物として、神経系が安定していき、そしてこのことが、あなたのこころや身体、そして心身全体の健康に役立つことにもなります。健全な自己調整は、トラウマによる混乱状態を食い止め、封じ込めるのに役立つのです。

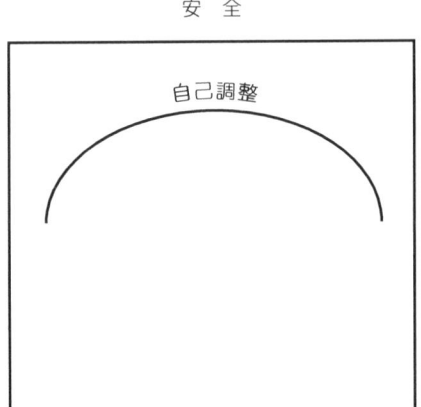

安　全

自己調整

　自己調整の方策にはどんなものがあるでしょうか。自己調整の方策になりそうなものはたくさんあり、すべてを挙げることは難しいのですが、その例として次のようなものがあります。

- 深呼吸、リラクセーション・エクササイズ、ヨガ
- 身体運動、庭いじり、家庭菜園作り
- 音楽、アート
- 誘導イメージ法、祈りをささげること、瞑想
- バイオフィードバック、自己催眠
- 料理、菓子作り
- 読書

- ペットとの触れあい
- 工作や趣味

　しかし、「すべての人に有効な方策」はありません。自分にもっとも向いた自己調整の方策を試行錯誤しながら見つけ出す必要があります。一般的に言って、没頭でき、すべての注意を向けられるような活動がよいようです。あなたが集中して取り組める活動がどのようなものであるかは、あなたの関心や好み、資質、そのときの精神状態などによって違ってきます。もしあなたの不安が高い状態であるなら、その活動は比較的単純なものがよいでしょう。たとえばさほど集中力がなくてもできるような、ウォーキングなどです。本を読んだり、テレビを見たりすることは、あなたがほとんど集中できない状態である場合には役立ちません。

　これらの自己調整の方策の多くは、かなりシンプルなものですが、それでも、トラウマを負っている人には実行するのが困難な場合があります。そこにはある落とし穴が存在しているのです。たとえば、あなたがリラクセーション・エクササイズや瞑想、誘導イメージ法などをしている最中に注意を内面に向けていると、侵入的なイメージにおそわれる危険性が生じるのです。同じように、リラックスしようとすることが裏目に出ることもあります。つまり、もし自分が安全でいられるためには常に警戒をゆるめてはいけないとあなたが思っているならば、リラックスし警戒を解くことは危険だと感じられるでしょう。このような「リラクセーション誘発不安」という現象があることを知って、あなたは驚くかもしれません。もしこのことが起きたら、この自己調整の方策を自分に合うように微調整してみてください。おそらく瞑想する際にウォーキングをしながらするようにしたり、祈りをする際に目を開けたまま行うようにしたりするだけでも、強い不安が急激に生じることの予防になるはずです。一般的に言って、注意を内面に向けると苦痛なイメージや記憶を直視することにつながってしまうならば、標準的なリラクセーション技法（たとえば目を閉じて、快適なイメージを思い浮かべながら、筋肉の緊張をゆるめるやり方）よりも、リラックスしながらする活動（たとえば読書やウォーキング）のほうが向いていると言えます。

どのような自己調整の方策をとるにしても、大切なことは、自分にもっとも合ったやり方を実際に試行錯誤しながら見つけていくということです。次にある例を挙げますが、この例はその説明になると思います。

　　トーマスは、ストレスに関連した偏頭痛の治療のためのバイオフィードバックをしているところでした。トーマスは数分の間、標準的なリラクセーション技法を行い、そして指に、体温を測定するためのサーモメーターを取り付けました。トーマスは、指の体温を上げて、活性化していた交感神経系を意図的に鎮静化させようとしていたのです。しかし、何の成果も得られていませんでした。トーマスはうんざりしてしまい、リラクセーション技法を止めました。サーモメーターを外すことさえもせず、そのまま読書をし始めました。しばらくして彼は、ある驚くべきことに気づきました。先ほどはまったく反応していなかった指の体温が、今度は少し上昇していたのです。彼はリラックスしていたわけです。これはちょっとした発見でした。トーマスはいろいろな理由で意識して読書を楽しんでいましたが、決して自己調整の方策として読書を活用することは考えてもいませんでした。これは、標準的なリラクセーション技法よりも、リラックスしながらする活動のほうが、むしろよりリラクセーション効果が高いことがあるというよい実例です。このような活動によって、心配や懸念を追い払うことができたのです。

　運動や激しく身体を動かす活動によって、不安が引き起こされる場合もあります。運動などを行えば、呼吸や心拍の回数は増し、汗をかき始めます。こうした一連の身体反応は、不安の徴候とよく似ているので、それがパニック発作の引き金となることがあってもおかしくないのです。またあるいは、運動によって心臓の鼓動が激しくなることを感じ、この感覚から同じような体感を伴ったトラウマ体験を思い出すことがあるかもしれません。もしこのようなことが起きてしまったら、違うタイプの運動をするようにしてみてください。たとえば、水泳やウォーキング、ゆっくりしたペースでするジョギングなどです。または、心拍数や呼吸数を増加させるような運動をあえて行

い、このような身体的な影響をもたらしているのは運動であって、トラウマではないことを認識しながら、この区別を学習していき、この問題に真正面から取り組む方法もあります。このようなことを自覚しながら運動を行い続けることによって、身体的活性化とトラウマとの関連を断つことができるようになるでしょう。

　自己調整の方策のリストの中に、なぜペットのことが含まれているのかについて少し説明します。動物をかわいがっているときは、心拍数や血圧が落ち着いていることを示す研究がいくつもあります。そしてあなたもそうであるかもしれません。ペットと一緒にいることのもう1つの利点は、もしペットがいなければずっとベッドに横になって、孤立した生活になりかねない場合でも、ペットを飼う責任があるために、朝に起床し、ペットの散歩に行くというようになりやすいことです。また、私たちは自分自身のことはほとんどかまう気になれないのに、ペットの世話のためなら何かをする気になるということがあります。ペットのために朝の散歩に出るようにすることは、結局のところ、自分自身へのケアにもなるのです。

　それを行ったらたいていの場合にあなたの気分がよくなるような方法を、なるべく多く見つけることがポイントです。選ぶことができるほど幅広くさまざまの自己調整の方策を持っていれば、1つの方法だけに過剰に頼るようになることが起きにくくなります。ある自己調整の方策が、たまたまある日は効果がなく気分が改善しないような場合でも、いくつかの選択肢があることになります。

　私たちのトラウマ心理教育グループの参加者の1人が指摘したように、健全な自己調整の方策は、一時しのぎ的な対処方策とは対照的な効き方をします。一時しのぎ的な対処方策の場合、一般的に、気分を急激に高める効果を最初は発揮します。しかし、その後はどんどん効果が減っていくため、ますますその方策を頻繁に多用せざるを得なくなります。一方、健全な自己調整方策は、気分に対してすぐに効果が出るわけではありません。初めてジョギングをしたばかりの人なら、みなこのことを証明してくれるはずです！　ですが、この健全な自己調整の方策をするにつれて、次第にそこから得られる効用が多くなっていくのです。瞑想や料理、ジョギング、バイオフィードバッ

クをうまくできるようになるには時間がかかります。そしてこのような活動から効用を得るにも時間がかかるのです。しかし結局のところ、このような活動は、一時しのぎの方策に比べれば、はるかに効果を発揮することになるのです。

社会的サポート

　トラウマに関連した障害の効果的な治療にとって、第3の必須要素は社会的サポートです。次のような対比的な考えについて考えてみてください。自分をなだめ落ち着かせられるのは自分自身によってであるのか（自己調整）、あるいは、こころの安らぎを得るのは他者との接触を持つことによってであるのか（社会的サポート）。実際のところ、他者が私たちに安らぎを与えてくれる経験を（理想的には幼少期に）得ることによって、自分で安らぎを取り戻す方法を学習できるのだと私たちは考えています。ですが、もし幼少期にこころの安らぎを取り戻す方法を他者から学習できなかったならば、後になってからそれを学習する必要があります。そして、もし他者との接触から安らぎを得ながら、かつ自分で自分をなだめることもできたならば、トラウマへの対処においてもっとも有利な立場になれるのです。これこそが、まさしく、前の章で説明した、孤立でも極端な依存でもない自立の本質です。

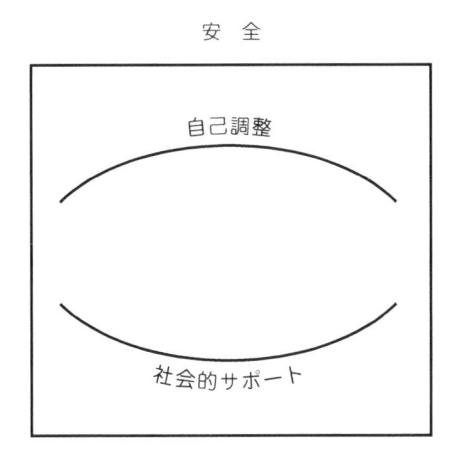

安　全

自己調整

社会的サポート

私たちの理解によれば、対人関係の場においてこそトラウマは起きやすいものです。そのような関係とは、安らぎを与えるような情緒的な調整が不全になっている関係です。ある他者が、あなたを精神的に傷つけ、なおかつあなたの主要な養育者でもある場合、このような関係は「頭がおかしくなるような状況」となります。このような状況では、有効な対処の手立てがありません。こうした状況では、あなたはおびえを感じ、そしてそのために慰めや安らぎを必要とします。しかし、慰めや安らぎを求めて養育者に向かうことは、あなたの恐怖を増すことにしかなりません。安らぎを求めても苦しみ、求めなくても苦しむというわけです。

　さらに、他者にはあなたのことを落ち着かせられる力があることを学習することが、あなたの経験の中にないかもしれません。人との関係がしっかりとあなたを過去ではなく現在につなぎとめ、そして人との関係が、ケアする人のつながりの輪の中に自分もいるという感覚をつくり出すことを、あなたはこれまで見てこられなかったのかもしれません。結果として、あなたは、ケアを受けるために相手を信頼することがかなり難しくなっているということもあるでしょう。私たちはあなたに、今日から、人を信頼することを始めてみることをすすめたいと思います。そして、あなたが最初に信頼を置く人は、あなたのセラピストであるかもしれません。セラピストとの間で信頼を構築することが、他の人との関係で信頼を構築することの架け橋になるかもしれません。私たちの研究によれば、たとえ親密な関係の中でひどいトラウマを経験してきた過去がある場合であっても、そのうちの多くの人は、少なくとも何人かの人に対して、ある程度の安心感を得られるようになっているということが示されています。この事実に私たちは大いに勇気づけられてきました。しかし他方で、私たちは、信頼できる人間関係などまったくないと感じ続けてきた人たちがいることも認識しています。ですが、セラピーでの関係が架け橋になることによって、あるいはその他の何らかの関係がカギとなって、このような関係が変わっていくことも可能なのです。

　あなたがすでに持っている他者とのつながりのネットワークについて考えてみてください。たとえばかかりつけの薬剤師、よく利用するクリーニング店の店員、美容師・理容師、郵便局員など、あなたがよく出向く場所で出会う

すべての人です。こうした人が、まさにつながりなのです。それらの人たちのほとんどは、おそらくあなたが今後親しくなるはずの人ではないでしょう。それでまったくかまわないのです。多くの人は、関係というものは情緒的に強いものである必要があり、そして関係では大切な信頼を互いに共有しているべきであると考えてしまう過ちを犯しているのです。

　　私たちの心理教育グループの参加者の1人であるショーンは、こうした考え方を聞いてひざを打ち、いたく共感したのです。ショーンは笑いながらこう話しました。これまで何人もの家政婦が辞めてしまった。それは、ショーンが家政婦を隣に座らせ、何時間も自分の生い立ちを語り、この話を聞いてどう感じるかを話すように求め、さらに最近の離婚などについても話し続けていたというのです。家政婦は家をきれいにするためにそこにいるのであり、ショーンの相談相手や親友になるためではありません。ショーンは、家政婦とその雇用主という関係としてはふさわしくないほどの親密さを築こうとしたので、家政婦たちはおじけづいて出ていったのです。

　私たちはもっと気楽な関係を持つことをおすすめします。このような関係は、ある点では親友やセラピストとの間で持っている関係とほとんど同じぐらいに重要なのです。そして私たちはまた、これらの中間ぐらいの親しさの関係を持つこともおすすめします。たとえば、1カ月の間に1回か2回程度、一緒にゴルフをしたり、あるいは映画を見に行ったりするというような関係です。社会的な孤立は、うつを招く可能性があるのです。たとえば、スーパーマーケットのレジの店員といった顔なじみの人とのごくささいな接触ですら、ちょっとした仲間意識を感じさせ、疎外感を減らすのです。そしてもしあなたが落ち込んでいるときには、たとえば映画やコンサートといったようなあまり話さなくてもすむような場面に、誰かと一緒に出かけていって時を過ごすだけでも助けになるのです。

　どの程度他者とともにいることがあなたにとって必要なのかを自覚することは重要です。それは、完全にあなた自身の好みの問題です。幅広い関係に

おいて、安らぎや安心を感じられるようになることが目標です。自分は人に好かれるに値しないとか、誰も信用できないなどといった感覚を打破することが、第1の目標なのです。しかし、関係をつくっていくときは、ゆっくりと進んでください。誰かと知り合いになるということには時間がかかるのです。そしてあなたが人との関係に信頼を置くやり方を学習するには時間がかかるのです。あなたは他者に対して何を当てにして期待するのか、そして人との関係には実際どのような限界があるのかを学ぶにも、時間が必要です。あなたのニーズすべてを満たせる関係というものは存在しませんし、不満がある関係は決してその関係が健全でないということを意味するわけではないのです。結局のところ、もし関係の中で問題が起きたならば、その関係にあなたはどんなことを当てにして期待しているのかについて率直に話し合うことが役立つでしょう。期待や希望を明確にすることで、困難が切り抜けられるのです。

トラウマの再処理

トラウマに関連して起きる障害の治療にとって、第4の必須要素はトラウマの再処理です。すなわちそれは、トラウマについて考え、感じ取り、話し合うことです。

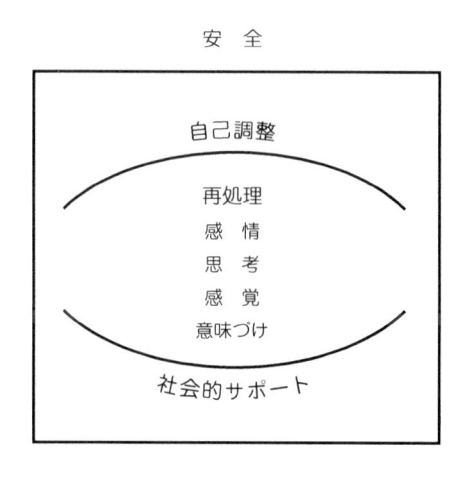

安　全

```
自己調整
  再処理
  感　情
  思　考
  感　覚
  意味づけ
社会的サポート
```

まず治療の中でトラウマの再処理に取りかかる前に、安全、自己調整、そして社会的サポートがすでに確保されている必要があります。これらの要素は、あなたがトラウマを適切な感情の範囲の中で取り扱うために欠かせない、激しい感覚の食い止めを提供してくれるからです。つまり、麻痺したように無感覚にもならず、強い感情に圧倒されてしまいもせずに、その中間的な状態でいられるようにしてくれるのです。トラウマの再処理とは、トラウマのあらゆる側面を組み立ててまとめていくことを意味します。トラウマを思い出し、これまでトラウマの記憶から切り離され、つながりを断たれていた感情や思考や身体感覚を再びつなぎ直し、トラウマの記憶に結びついた自己や世界の意味づけを改訂するのです。

トラウマ体験は断片化され、分断された形になっていることがあります。通常は、感情や思考や身体感覚や意味づけといった側面のいずれか1つないし2つ以上が、トラウマの体験や記憶から切り離されています。あなたがトラウマ体験をつなげていくとき、感覚を伴いながら、起きていたことについての記憶がどんどん呼び覚まされます。あなたは自分の苦痛な感覚を抑えることができ、他者にサポートを求めることができ、そしてこの結果、自分自身を安全な現在にしっかりとつなぎとめることができると認識することが、現在も影響を及ぼし続けているトラウマの衝撃を変える始まりなのです。

トラウマの再処理の重要な要素に、何が起きていたのかをまとまりのある「語り」にしていくことがあります。トラウマ・セラピストは、この過程を「物語ること」と呼んでいます。何が起きていたのかを理解していくこのプロセスは、トラウマに埋め込まれた意味を改訂することを必然的に伴います。現在に安全に根を下ろした状態であることで、あなたは明確に合理的に、トラウマが何を意味するかについて考えられるのです。それは、外傷的出来事が起きたその当時よりも、そうすることが可能になるからです。

ここでマーク・トウェインの名言をわかりやすく言い換えて引用してみます。「熱いストーブで一度やけどをしたために、ストーブに似たものにすら近づかなくなってしまうネコのようにならないよう、生活経験から教訓を得るときは、その経験が確実に示していることだけを学び取るべきである」。トラウマ体験によって、よく引き出され、ねつ造されやすい意味づけについ

て考えてみましょう。

- 「ぜんぶ私が悪い」または「私は愛されない存在だ」
- 「誰も信頼できない」
- 「世界のどこにいても、危険にさらされている」

「語り」を編成していく過程で、あなたはトラウマの意味づけを改訂していくことができ、より妥当で、より役に立つトラウマのとらえ方をするようになるでしょう。これらの新たなとらえ方とともに、あなたはこれから生活していくことになり、このような改訂された意味づけによって、生きることに耐えられないと感じることが減り、生活の質がより充実していくのです。

自習用の問い

1. もしあなたが安全でない環境で生活しているならば、どんな改善がなされるべきでしょうか。これらの改善のために、あなたを支援してくれる人や機関にはどんなものがあるでしょうか。

   ----

2. あなたがすでに持っている自己調整の活動にはどんなものがあるでしょうか。そしてさらに手持ちの方法に付け加えられそうな自己調整の方法にはどんなものがあるでしょうか。

   ----

3. あなたの持っている人間関係の中で、安心感をもたらしてくれる人間関係や、あるいは現在にしっかりと根づいている感覚を与えてくれる人間関係には、どのようなものがあるでしょうか。人間関係すべてについて思い出して考えてみてください。

   ----

4. あなたには、気楽な人間関係や、もっと親密な友人関係を増やす必要があるでしょうか。もしそうであるなら、どのようにしたら、そのことについて取りかかれるでしょうか。

   ----

5. もしあなたがセラピーをしているか、あるいはこれからまさに始めようとしているならば、どのようにしたら、あなたとあなたのセラピストが協力してしっかりした治療同盟を構築し維持していけるのかについて、話し合ってみてください。治療関係における信頼や協力を強めるためにあなたたちのどちらかができる、具体的なことを明確にするようにしてください。

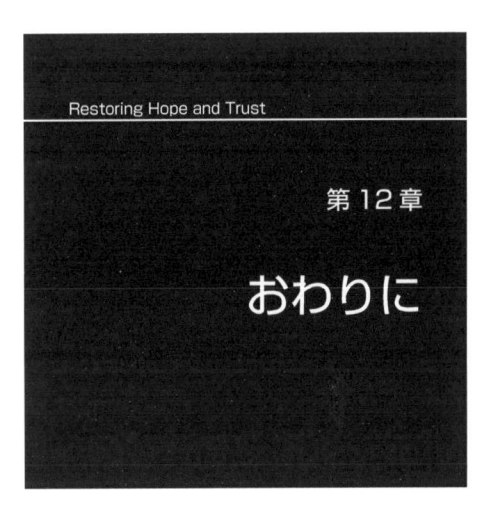

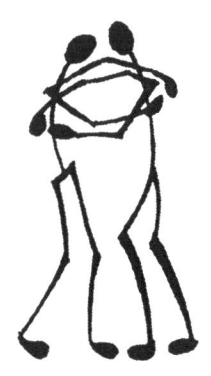

Restoring Hope and Trust

第12章

おわりに

マインドフル・エクササイズ

　両足を床につけ、両手はイスのひじ掛けかあるいは太もものあたりに置いて、楽な姿勢でイスに腰かけて、呼吸に意識を向け始めてみてください。呼吸の仕方を変えるようなことは何もしないでください。ただ単純に呼吸に意識を向けるだけでよいのです。もし気が散り始めたら、おだやかに意識を呼吸に向け戻してください。だんだんと呼吸を、あなたにとって楽な、ゆっくりとしたリズムにしていってください。息をするたびに実際空気があなたの身体の中に深く吸い込まれていくことに気をとめてください。あなたの身体の芯の部分を意識してください。今日、この瞬間にあなたにとって何が重要かを意識してください。あせりや苦痛の感覚なしに、おだやかであるという自己感覚を保ってください。

第 12 章　おわりに

　本を読み終えて閉じるとき、ほろ苦く感じられる場合があります。一方では、何かをやり遂げた、そして自分の経験を理解するのに役立つことを学んだという達成感がありながら、他方では、終わりを迎えたという落胆や喪失感もあるからです。そして私たちも、ある種の終着点に着きつつあります。私たちは今まさに、これまでの各章でともに行ってきた言語的、そして視覚的な対話を終えようとしているのです。

　しかし、人生で出会う多くの別れや終わりと同じように、いったん展開し始めた過程は、たとえ具体的な関係が終わったとしても止まりはしません。あなたがこれまでの人生で出会ってきた学校の先生や友人、そして指導者のことを考えてみてください。これらの人たちと実際にはあなたはもはや連絡をとっていないこともあるでしょう。しかし、その人たちとの関係は、あなたの人間としてのありようや、どのように生きていくかに関してずっと影響を与え続けてきたのです。この本を媒介とした私たちとあなたとの関係が、あなたがこれからどのような人物になり、いかに生きていくのかに影響を与えていくことを私たちは願っています。

　トラウマを克服することは、短期的に一挙に行われることではなく、生涯にわたる過程です。この過程は、ときには目立たない場合もありますが、根本的で重要なライフスタイルの変化を引き起こします。その変化とは、自分自身についてどのように考え、他者とどのようにかかわり、ストレスや逆境にどのように対処するのかということにおける変化です。

　このような変化をしていくために、努力を要する過程に取り組み続けなければならないことに対して、あなたはときには憤りを感じることもあるはずです。あなたは精神的に傷ついていながら、その後も続くトラウマのダメージを手当てし克服するのに、自分自身で多大な努力を払い続けなければなりません。これは理不尽です。本来起こるはずがなかったことなのですから。しかしそれにもかかわらず、トラウマを乗り越えるために努力を続けるということ以外の選択肢は、不適切であり、望ましくありません。

　「正当な」怒りを感じ、それを建設的に表現することは、回復過程の一行程と言えます。ですが、憎しみや恨みの姿勢でずっとあり続けることがないようにすべきです。怒りを一時的に爆発させることは自然なことですが、敵

意や恨みの気持ちをずっと持ち続けていると、あなたは無力な被害者というアイデンティティにしばりつけられることになります。それこそまさに、あなたが抜け出そうとしてきたものです。

　私たちは本書で、トラウマを少しずつ乗り越えていく過程のための、青写真や地図のようなものを提供してきました。その変化はゆっくりとしか進みませんし、多くの場合、努力の末にやっと手に入れられるものです。しかし変わることは可能です。このことさえ理解していれば、希望があります。大切なことは、あなたが自分の成し遂げた成長的変化の、小さな徴候に気づくことです。それはつまり、ほめ言葉をかけられたら、反射的に「とんでもない」と否定するのではなく、きちんと受け止めることであり、かつての一時しのぎ的な対処法の行動にふけるのではなく、散歩をしたり音楽を聴いたりすることであり、さらには、あなたが内心好ましくないと思っていることについて受け身的に賛同するのではなく、他者との健全な境界線を保つことです。

　これらの成長しつつある小さな徴候を認識することは、健全な主体性と自尊心の感覚を形成します。主体性ということによって、私たちは、周囲の人による圧力や自分の中のさまざまな力などに受け身的に翻弄されることではなく、生活において建設的な行動をとれる力を持った主体としての体験を意味しています。私たちの行った問題解決行動によって、実際に問題が解決され、達成感や主体性の感覚ができてきたとき、私たちはあらゆるものの中でもっともすばらしい贈りものを獲得したのです。その贈りものとは「希望」です。本書を読み、本書の中のマインドフル・エクササイズや自習用の問いをやり遂げ、あなたが思考や行動における変化過程を始動させられるようになり、将来への希望を再び取り戻すようになることを私たちは願っています。では、よい旅路となりますように。

第12章　おわりに

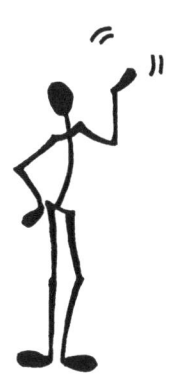

用語解説

▼あ行

アドレナリン 副腎で分泌される化学物質で、血流によって他の身体器官に運ばれる。

一時しのぎ的対処法 自分自身をよい気分にする意図でなされる行為や活動。このような行為は、結局悪い結果をもたらすにもかかわらず、強迫的なものとなったり、抑え難く固執的なものとなったりする。

一時停止ボタン ある出来事の生じている間や、感情に駆られた反応の最中にメンタライジングする能力。「メンタライジング」の項目も参照。

エロスあるいは生の本能 愛情や、何らかの生産的行為や建設的行為において現れる本能的欲動。「タナトスあるいは死の本能」の項目も参照。

▼か行

回（脳回） 脳の皮質の表面の盛り上がり、丘状の部分。

快感物質 脳の中の神経伝達物質の１つ。ドーパミン。神経伝達物質とは、ニューロン（神経細胞）同士が相互に連絡を伝えるためにニューロンが放出する化学物質である。

外傷的きずな 虐待をする人に対する、長期にわたって維持される情緒的な愛着。このような愛着パターンは、以後の対人関係における過去の虐待の再演を促す。それは、１人のある人物が、ケアを提供しかつ虐待をするという体験であり、「頭がおかしくなるような」体験である。

海馬 新しい記憶をたくわえる働きを担っている脳の組織部分。

過覚醒 警戒態勢の、あるいは過敏な感覚状態。

覚醒 「生理的覚醒」の項目を参照。

下垂体茎 視床下部と脳下垂体とをつなぐ柄、あるいは茎状の脳の組織部分。

喚起 「生理的覚醒」の項目を参照。

間接的トラウマ 「代理受傷」の項目を参照。

気質 人々が生まれつき持っているパーソナリティの側面。

犠牲者　「被害者」の項目を参照。
虐待の加害者　人や動物の生命や身体に危害を及ぼす恐れのある行動をとる人。トラウマをめぐる人間関係の再演に際して、再生されやすい配役の1つ。
救済者　虐待から被害者を救い出す人。トラウマをめぐる人間関係の再演に際して、再生されやすい配役の1つ。
「ぐったり」反応　生命をおびやかす状況に直面して生じる、適応的である可能性のある反応。
系統発生　生命の種の進化や発達に関連した事象。
溝　脳の皮質の表面における溝、谷。
交感神経系　自律神経系の1つの系統で、この交感神経系が活動すると、心臓血管系機能が促進されるなど身体の活動性を増進するような状態となる。
個人内的　個人の内面として、あるいは自分自身の内面としての意。個人の持つ、自分自身との関係性。

▼さ行

再演　過去の出来事が現在の対人関係で再現されること。
JP FLAGS（ジェイ・ピー・フラッグズ）　喜び、苦痛、恐怖、孤独感、怒り、罪悪感、恥といった基本的感情を記憶するのに役立つ略語。
自己中心性　自分によって物事が起きたと考えたり、あるいは自分に関連づけて物事をとらえたりする考え方・態度。
視床下部　自律神経系をコントロールする脳の組織部分。
実存精神医学　精神医学の学派の1つで、人々が自分の生きる意味をいかに見出し、つくり出すかということを探求するのに貢献した。
社会的サポート　ある人を安心させるような支えとなる他者の行為。
10：90反応　過去のトラウマに似ている現在の現実の体験の中の10％の要素が、過去の現実の体験の残り90％を現在に引き出し、過去の出来事がまるごと（100％）再び起きているかのように反応すること。これは、過敏性のために生じた激しい情緒的反応から距離を置くのに、そしてメンタライジングをするのに役立つ考え方であり、この考え方は次のような言葉となる。「自分は今10：90反応を起こしている」「今の出来事で自分は反応

しすぎているようだ」。

主体性 能動的態度や積極的態度。自分や状況への適正なコントロール力を発揮できること。

情緒的な波長合わせ（アチューンメント） ある程度的確に他の人の抱く気持ちや考えを感じ取り、共有すること。

自立 分離と再会との間を橋渡しできる能力。

自律神経系 神経系の1つの系統で、腺や内臓の働きを調整している。

ジレンマ（回復過程のジレンマ） ある問題のせいで、その問題を克服するために役立つことができないという苦境的状況に置かれること。特にうつの場合で言えば、うつ気分のせいで、うつ気分を改善するのに役立つ人づき合いや運動やその他のことができないこと。

神経解剖学 神経系の構造と機能についての観点。

神経心理学的検査 脳の遂行機能性をアセスメントする検査で、その形式には、質疑応答形式検査や筆記用具を使用する検査、そして作業検査がある。これらの遂行機能には、言語運用、空間的方向・位置把握、計画性、認知など、さまざまな機能が含まれる。

神経生理学 身体の機能の仕方に対する神経系の働きについての観点。

心的外傷後ストレス障害（PTSD） 外傷的出来事に遭遇した後で発症する一連の症状や体験。極度の苦痛や日常的な生活機能の低下を引き起こす。

生理的覚醒（生理的喚起） 一般に、闘争反応や逃避反応のような働きが求められる場面に直面した場合に、神経系が身体に及ぼす影響。この種の働きにかかわる能力の増進は、心拍や呼吸の増加、筋緊張と筋強度の増進に反映される。

戦争神経症 「砲弾神経症」の項目を参照。

戦闘疲労症 「砲弾神経症」の項目を参照。

▼た行

大脳辺縁系 人間が他の多くの動物とも共通して持っている脳の深い部分の組織部分。感情や欲動に関して、役割を果たしている。

代理受傷 トラウマを負った人の話を聞いて支援する人が、個人としてはト

ラウマの既往がないにもかかわらず、PTSDのような症状を発症すること。（チャールズ・フィグリーの説明では以下の通り。「自分にとって重要な他者が体験した外傷的出来事を認識することから生じる、行動や感情における当然の帰結。トラウマを負った人や苦悩する人を助ける、あるいは助けたいと思うことから生じるストレス」。）

タナトスあるいは死の本能 攻撃的行動や破壊的行動において表現される本能的欲動。「エロスあるいは生の本能」の項目も参照。

中枢神経系の喚起 「生理的覚醒」の項目を参照。

闘争・逃避・凍りつき 外傷的出来事に直面した直後に生じる、適応的である可能性のある反応。

トラウマ 実際に、または危うく身体的な危害を負うような出来事に遭遇し、なおかつその出来事に対して強い恐怖や無力感が誘発された場合、こうした出来事に遭遇したためにもたらされる長期的な悪影響。

▼な行

脳下垂体 ホルモンを貯蔵し分泌する、脳の基底部にある腺。

▼は行

バイオフィードバック 自律神経系をコントロールする能力を高めることを意図したトレーニング。不安やPTSDに対する治療法の選択肢の1つ。

反復強迫 状況を克服するという希望のもとで繰り返される強迫的振る舞い。

被害者 生命や身体の安全に危害が及ぶ状況にさらされた人あるいは動物。トラウマをめぐる人間関係の再演に際して、再生されやすい配役の1つ。

比較行動学（エソロジー） 動物の行動についての科学的研究。

皮質 文字通りの意味では覆い、皮。脳の皮質の場合、脳の表面にあり、何層にもなっていて、数多くのニューロンの細胞体を含んでいる。

敏感化 ある一連のニューロン群が発火する閾値が低下すること。

副交感神経系 自律神経系の1つの系統で、この副交感神経系が活動すると心臓機能の抑制、血圧の下降などが生じる。

副腎皮質刺激ホルモン（ACTH） 脳下垂体ホルモンで、副腎を刺激してアドレナリンとグルココルチコイドを分泌するよう促す。

フラッシュバック　過去の出来事（多くの場合、外傷的な過去の出来事）が現在において、まったくそのまま再現しているかのように体験すること。

平常時の活性化水準　ある人の平常時の生理的喚起水準の程度。

扁桃体　ある特定の種類の学習をする際に重要な役割を果たす、脳の中の組織部分。その特定の種類の学習とは、脅威や恐怖を引き起こすような状況での学習である。

傍観者　虐待が生じているのを知っていながら、さまざまな理由から、虐待を防止する行動をとらない人。トラウマをめぐる人間関係の再演に際して、再生されやすい配役の1つ。

砲弾神経症　戦闘体験によって生じたPTSDに対して、かなり以前に用いられた用語。戦争神経症、あるいは戦闘疲労症としても知られていた。

ボス　動物のある集団におけるもっとも優位な個体。群れのリーダー。

▼ま行

マインドフルネス　自分の意識が現在の瞬間から離れていき、自己批判的になった場合でも、自分の意識を現在の瞬間に向け直していくことをこころがけながら、できるだけ現在の瞬間にしっかりと意識を保ち続ける実践。

メンタライジング　自分や他者の願望や気持ちや考えなどの精神状態について気づいていること。

元に戻れない地点　平常のレベルに落ち着いて戻るのに、あるいはメンタライジングするのに、多大な努力が必要となるほど高まった激しい感情の程度。

▼や行

養育放棄（ネグレクト）　衣食住の提供や助言や監督など、子どもの有する基本的な最低限の必要性を満たさないこと。さらにまた、身体的な健康が危険にさらされるほど、家などに閉じ込めておくこと。

▼ら行

リラクセーション誘発不安　自己防御をゆるめリラックスするときに、ある

人たちが感じる恐れや不安感。
累積的な量の効果　人が、より多くの外傷的出来事に遭遇するほど、そしてその出来事がより深刻で悲惨なものであるほど、精神的な症状を発症しやすくなること。
レジリエンス　精神的に回復する能力、あるいは変化や逆境的境遇に適応する能力。

参考文献

Allen, J. G. (1995). *Coping with trauma: A guide to self-understanding.* Washington, DC: American Psychiatric Press. (J・G・アレン, 一丸藤太郎 (訳) (2005) トラウマへの対処：トラウマを受けた人の自己理解のための手引き　誠信書房)

Allen, J. G. (2001). *Traumatic relationships and serious mental disorders.* Chichester, UK: Wiley.

Allen, J. G. (2006). *Coping with depression: From catch-22 to hope.* Washington, DC: American Psychiatric Publishing.

Allen, J. G., & Fonagy, P. (Eds.) (2006). *Handbook of mentalization-based treatment.* Chichester, UK: Wiley. (J・G・アレン, P・フォナギー (編) 狩野力八郎 (監修) 池田暁史 (訳) (2011) メンタライゼーション・ハンドブック：MBTの基礎と臨床　岩崎学術出版社)

Allen, J. G., Huntoon, J., Fultz, J., Stein, H., Fonagy, P., & Evans, R. B. (2001). A model for brief assessment of attachment and its application to women in inpatient treatment for trauma-related psychiatric disorders. *Journal of Personality Assessment,* 76, 421-447.

American Psychiatric Association (2000). *Diagnostic and statistical manual of mental disorders, fourth edition, text revision (DSM-IV-TR).* Washington, DC: American Psychiatric Press.

Beattie, M. (1990). *The language of letting go.* New York, NY: MJF Books.

Bifulco, A., & Moran, P. (1998). *Wednesday's child: Research into women's experience of neglect and abuse in childhood, and adult depression.* London: Routledge.

Bowlby, J. (1988). *A secure base: Parent-child attachment and healthy human development.* New York: Basic Books. (J・ボウルビィ, 二木武 (監訳) 庄司順一他 (訳) (1993) 母と子のアタッチメント：心の安全基地　医歯薬出版)

Burns, D. D. (1999). *Feeling good: The new mood therapy.* New York: Harper Collins. (デビッド・D・バーンズ, 野村総一郎他 (訳) (2004) いやな気分よ, さようなら：自分で学ぶ「抑うつ」克服法 (増補改訂第2版)　星和書店)

Darwin, C. (1872/1965). *The expression of emotion in man and animals.* Chicago: University of Chicago Press.

Figley, C. R. (Ed.) (1995). *Compassion fatigue: Coping with secondary traumatic stress disorder in those who treat the traumatized.* New York: Brunner/Mazel.

Foa, E. B., & Rothbaum, B. O. (1998). *Treating the trauma of rape: Cognitive behavioral therapy for PTSD.* New York: Guilford.

Fonagy, P., Gergely, G., Jurist, E. L., & Target, M. (2002). *Affect regulation, mentalization, and the development of the self.* New York: Other Press.

Frankl, V. E. (1962). *Man's search for meaning.* Boston: Beacon Press.（ヴィクトール・E・フランクル，池田香代子（訳）（2002）夜と霧（新版）　みすず書房）

Freud, S. (1920). *Beyond the pleasure principle.* Vol. 18 in *The Standard edition of the complete psychological works of Sigmund Freud,* ed. James Strachey. London: Allen and Unwin, 1955.

Herman, J. L. (1992). *Trauma and recovery.* New York: Basic Books.（ジュディス・L・ハーマン，中井久夫（訳）（1999）心的外傷と回復（増補版）　みすず書房）

Horwitz, M. J. (1997). *Stress response syndromes: PTSD, grief and adjustment disorders* (3rd ed.). Northvale, NJ: Aronson.

Kagan, J., & Snidman, N. (1991). Temperamental factors in human development. *American Psychologist,* 46, 856-862.

Kluft, R. P. (1993). Basic principles in conducting the psychotherapy of multiple personality disorder. In R. P. Kluft & C. G. Fine (Eds.), *Clinical perspectives on multiple personality disorder* (pp.19-50). Washington, DC: American Psychiatric Press.

Lichtenberg, J. D. (1989). *Psychoanalysis and motivation.* Hillsdale, NJ: Analytic Press.

Linehan, M. M. (1993). *Skills training manual for treating borderline personality disorder.* New York, NY: The Guilford Press.（マーシャ・M・リネハン，小野和哉（監訳）（2007）弁証法的行動療法実践マニュアル：境界性パーソナリティ障害への新しいアプローチ　金剛出版）

Lorenz, K. (1952). *King Solomon's ring.* New York, NY: Thomas Y. Crowell.（コンラート・ローレンツ，日高敏隆（訳）（2006）ソロモンの指環：動物行動学入門　早川書房）

Maclean, P. D. (1955). The limbic system ("visceral brain") in relation to central grey and reticulum of the brain stem. *Psychosomatic Medicine,* 17, 355-366.

Meehl, P. E. (1975). Hedonic capacity: Some conjectures. *Bulletin of the Menninger Clinic,* 39, 295-307.

Pepping, M. (1993). Transference and countertransference issues in brain injury rehabilitation: Implications for staff training. In C. J. Durgin, N. D. Schmidt, & L. J. Fryer (Eds.), *Staff development and clinical intervention in brain injury rehabilitation* (pp.87-104). Gaithersburg, MD: Aspen.

Solomon, A. (2001). *The noonday demon: An atlas of depression.* New York: Scribner.（アンドリュー・ソロモン，堤理華（訳）（2003）真昼の悪魔　上・下　原書房）

Stein, H., Allen, J. G., & Hill, J. (2003). Roles and relationships: A psychoeducational approach to reviewing strengths and difficulties in adulthood functioning. *Bulletin of the Menninger Clinic,* 67, 281-313.

van der Kolk, B. A. (1989). The compulsion to repeat the trauma: Reenactment, revictimization, and masochism. *Psychiatric Clinics of North America,* 12, 389-411.

ブックガイド

（原著の「推薦図書リスト」を参考にして、日本で手に入りやすいものを訳者が選びました。）

▼正しく知る心的外傷・PTSD　水島広子　技術評論社　2011年
災害や事件、事故などによる衝撃的体験の精神的影響やその回復過程、対応方法について、おおまかに知りたいという場合にまず1冊目の本としておすすめできます。コンパクトですが、最低限必要な情報が網羅されています。

▼対人関係療法でなおすトラウマ・PTSD　水島広子　創元社　2011年
この本は、つらい体験の影響で変化してしまった対人関係や対人関係上の役割に焦点を当てながら、生活を回復させていく方法をわかりやすく説明しています。つらい体験を抱えている人だけでなく、その身近にいる人たちにぜひおすすめしたい本です。

▼忘れる技術　岡野憲一郎　創元社　2006年
苦悩をもたらし続けるどうしても忘れられない過去の記憶にどう対処したらよいのか、具体的な方法が提案されています。語り口は軽妙に感じられるところもありますが、深い臨床経験に裏づけられています。

▼不安からあなたを解放する10の簡単な方法　エドムンド・J・ボーン、ローナ・ガラノ（野村総一郎・林建郎訳）　星和書店　2004年
衝撃的体験をした場合、その後、不安や緊張、恐怖、落ち込みといった感情におそわれるようになるのは当然のことであると言えます。この本では、こうした感情とどう向き合っていくとよいのかについて、役に立つ具体的な対処方策が提案されています。自分に合った対処法を探すときに参考になるでしょう。

ブックガイド

▼マインドフルネスストレス低減法　J・カバットジン（春木豊訳）　北大路書房　2007年

この本では、マインドフルネス瞑想法という方法にもとづくストレスへの対処法とリラクセーション・プログラムがくわしく解説されています。マインドフルネス瞑想法は仏教に由来しますが、日常生活でも広く活用できます。呼吸を大切にして、過去や心配にとらわれずに、今この瞬間を生きる実践が説明されています。

▼フィーリングGoodハンドブック　デビッド・D・バーンズ（野村総一郎監訳・関沢洋一訳）　星和書店　2005年

この本はまるで辞書のような厚さですので、手にすることをひるんでしまうかもしれませんが、興味のわいた章だけを読めばよいでしょう。堂々巡りの考えから抜け出して、困難な感情や状況をどう切り抜けていくのか、その考え方のヒントがわかりやすく説かれています。特に対人関係によって精神的ダメージを負った場合には、対人不信が強まったり対人関係場面で臆病になったりしがちですが、こうした対人的な構えを乗り越えていくための具体的アドバイスも豊富です。

訳者あとがき

　本書は、Lisa Lewis, Kay Kelly, Jon G. Allen の3人の臨床家による著作 *Restoring Hope and Trust: An Illustrated Guide to Mastering Trauma* (Sidran Institute Press, 2004) を全訳したものです（なお、文献リストについてのみ原著を尊重しつつ一部改変しています）。著者はいずれも、かつてカンザス州トピカにあった有名な精神医療機関メニンガー・クリニックで、長年にわたりトラウマの心理教育グループ・プログラムにたずさわってきたベテランの臨床家です。

　訳者である私は臨床心理士として日々クライエントの方々と面接をしていますが、私が面接室で出会うクライエントの多くは、うつや対人不安や過食など、何らかの精神的・行動的な問題を抱えている人たちです。そうした人たちの問題の背景には、何らかのトラウマ、とりわけ身近な人などによる対人関係上の深い傷つきが関連してあることが少なくありません。そして、たいへん痛ましいことに、こうした人たちはこのような対人関係上の傷つきを再び繰り返し経験しやすいということがあります。こうした過去の対人的なトラウマの影響からどのように立ち直り、どのように現在をより充実して生きられるようにするのか、その道筋を導いてくれるのが本書なのです。

　本書の特色は、2つあります。1つは先ほど触れたように、自然災害や事故によるトラウマではなく、家族など身近な人によるトラウマ（対人的トラウマ）に主に焦点を当てたものであるということです。そして、もう1つは新しい臨床心理学の考え方に基づいていることです。その新しい臨床心理学の考え方の1つは「マインドフルネス」というもので、もう1つは「メンタライゼーション」というものです。

　これらの考え方のくわしい内容は本文にゆずるとして、簡単に言えば、マインドフルネスは「現在の瞬間にしっかりと気づいて存在していること」であり、メンタライゼーションとは「自分自身や他者のこころの状態、たとえば感情や欲求や願望、考えなどに気づくこと」と言えます。この2つの考え方は、今、臨床心理学や精神医療において注目されている考え方なのです。

訳者あとがき

しかし、こうした考えは当たり前のことであり、とりたてて特別なこととは言えないのではないかと思われる方もいるでしょう。確かにそれはその通りです。臨床心理学においても、理屈ではなく、当たり前の自然なこころの働きを自然な形で活性化させることが見直されてきているということなのでしょう。

本書の原題は、直訳的に訳せば『希望と信頼の回復──トラウマ克服イラストガイド』となるでしょうが、以上に述べたような本書の特色をよりはっきりと示すために『トラウマを乗り越えるためのガイド──マインドフルネスとメンタライゼーションの実践』としました。

本書は、やさしく語りかけるような口調でわかりやすく書いてありますし、第1章には実際の読み方の案内もありますので、過去のトラウマによって現在の生活に困難を抱えている当事者の方が、自分1人で読み進め回復に役立てていくことはほとんどの場合可能なはずです。また、過去のトラウマにまつわる問題を抱えた人たちの身近にいて、そうした人たちをどのように理解し、どう対応したらいいのか、手立てを探しているご家族や近しい友人などにも役立つはずです。そして、トラウマを抱えたクライエントの支援に日々当たっている臨床家にこそ本書は役立つでしょう。本書の取り組みが日々の臨床に無理なく活かせ、クライエントの回復に貢献することは、実際私が実感してきたことです。

最後になりましたが、創元社編集部の柏原隆宏さんは原稿をわかりやすいものとするために尽力してくれました。こころから感謝しています。

読者のみなさんが、本書をきっかけにして、生きる希望と人とのつながりの感覚をゆっくりと着実に取り戻していかれることを願っています。

2012年2月14日

神谷栄治

【著者紹介】

リサ・ルイス（Lisa Lewis, Ph.D.）
メニンガー・クリニック上級サイコロジスト。テキサス州ベイラー医科大学准教授。

ケイ・ケリー（Kay Kelly, M.S.W., L.S.C.S.W.）
臨床ソーシャルワーカー。メニンガー・クリニックのソーシャルワーク部門責任者を経て、カンザス州トピカでヘリテージ精神保健クリニックを創設。同所で臨床ソーシャルワーク活動に従事。

ジョン・G・アレン（Jon G. Allen, Ph.D.）
メニンガー・クリニック上級サイコロジスト。テキサス州ベイラー医科大学教授。トラウマおよび「うつ」についての著書多数。

【訳者紹介】

神谷栄治（かみや・えいじ）
1965年生まれ。東京都立大学大学院博士課程単位取得退学。精神科クリニック、心療内科等で心理臨床活動に従事した後、現在、中京大学心理学部教授。公認心理師。臨床心理士。日本精神分析学会認定心理療法士。
［著訳書］
『境界性パーソナリティ障害の精神療法』（共著）金剛出版　2006年
『意識と無意識』（共著）人文書院　2006年
『パーソナリティ障害の診断と治療』（共訳）創元社　2005年
『初回面接』（共訳）金剛出版　2010年　など